병원종사자의 조직구조 및 조직문화 인식과 조직갈등 경험, 조직몰입간의 관계

병원종사자의 조직구조 및 조직문화
인식과 조직갈등 경험, 조직몰입간의 관계

김영훈 著

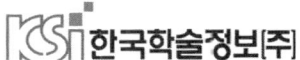한국학술정보㈜

목 차

표 제 목

그림제목

I. 서 론

1. 연구배경

현대의 병원은 20세기 이후 급속한 의학의 발달로 인한 전문 분야의 세분화와 대형화 추세에 따라 직무기능과 관리통제 기능에 따른 횡적 분화와 종적 분화가 고도화된 복잡한 조직이다. 또한 구성원들이 기술적·전문적 개별성이 뚜렷하여 다른 어느 조직보다도 다양성과 이질성이 현저하며, 업무의 특성상 구성원 간에 상호의존성이 높은 조직이다. 뿐만 아니라 병원조직은 일반 대기업조직에서 나타나는 분파주의, 책임회피, 부서 간의 의사소통 단절, 의사결정의 지연, 냉소주의와 갈등의 심화, 경직화에 따른 유연성의 상실 등과 같은 이른바 관료제 조직의 병리현상을 야기할 수 있는 역기능적 속성을 가지고 있다. 때문에 병원관리자는 조직관리에 요구되는 요인들의 움직임에 주의를 기울이며 그 요인들의 현상을 정확히 파악하고 역기능적인 요인들을 제거할 필요가 있으며, 미래지향적이고 발전적인 조직관리 방향을 설정한 후, 적극적인 입장에서 계획적 변화를 위한 노력을 할 필요가 있다.

특히 21세기가 과거나 현재의 기준으로는 예측 불가능한 경영환경이 조성되는 패러다임 역전의 시대로 예견되고 있는 현실은, 과거나 현재의 조직관리 방식이 미래에도 동일한 효과가 있을 것이라는 기대를 무색하게 하고 있다. 이미 일반기업에서는 이런 조직관리에 관한 문제를 진단하고 문제를 해결하고자 하는 노력을 오래 전부터 기울여 오고 있으나, 지금까지의 보건의료 분야는 소위 외교모형(diplomacy model)의 관리방식으로 관리자가 조직이 나아갈 방향을 제시하거나 변화시키는 것이 아니라 조직 내의 마찰을 줄이고 의사가 환자를 보는 데 전념할 수 있도록

보조하는 역할을 수행할 뿐으로, 적극적이라기보다는 대응적이었고 혁신
자라기보다는 문제해결자에 불과하였다(Harrison, et al, 1990).

더욱이 병원관리자들은 미래지향적인 조직관리 관점에서 이해할 수
있는 이론적 정보를 충분히 제공받지 못하고 있으며, 특히 조직병리현상
에 대한 대안적 성격의 정보는 별로 접하지 못하고 있다. 병원관리학 분
야의 문헌들 대부분이 현상적 입장만을 기술하고 있을 뿐만 아니라 중복
되는 내용이 많아 질적으로 제한적이며, 일부는 이론적·실무적 입장에
서 검증되지 않은 주관적인 견해를 기술하고 있어 정설로 받아들이기 어
렵거나 오히려 병원조직을 이해하는 데 장애요인으로 작용될 가능성조차
있다. 또한 선행연구들도 여러 병원의 단일직종이거나 단일병원의 여러
직종을 대상으로 한 연구가 주를 이루고 있으며, 조직관리의 주요대상인
조직구성원, 조직구조, 조직문화, 조직갈등 및 조직몰입 등을 일원적 혹
은 이원적 관계 중심으로 분석한 연구가 대부분이어서 조직관리의 대상
과 요소에 대한 단편적인 정보만을 전달하고 있다. 그리고 병원조직의
핵심을 이루는 진료·간호 그룹, 행정그룹 및 진료지원그룹 간의 차이를
명확히 구분하지 못하였으며, 병원의 특성에 따른 차이의 규명도 제한적
인 입장이었다.

그러나 급변하는 환경에 적응하기 위해선 보다 능동적이고 효과적인
조직개발이 필요하며, 이를 위해선 조직구성원 간의 다양한 내적 동인을
성찰하고 이를 조직성과에 연계시키려는 노력이 수행되어야 한다(이선희
외, 1999). 또한 기존 대규모 병원들도 기능 또는 단위별로 분권화되는
조직구조로 바뀌어야 할 것이며, 21세기 병원의 비전을 달성하기 위해서
도 구성원이 위기감을 공유하고 창의적이고 적극적으로 병원경영에 참여
하도록 하는 조직문화의 개혁과 조직변혁이 필요하다(김한중, 1999). 그
리고 변화요구에 대해 문제가 발생한 후 단순히 수동적으로 대처하는 것
과는 달리 관리자가 보다 적극적 입장을 취하며, 현재의 조직변화 압력
뿐만 아니라 장기적으로 미래의 변화요구까지 예측하여 조직구성부분들

과 그들 간의 관계를 계획적으로 변화시키려는 노력을 하여야 한다(서성무 외, 1998).

한 조직이 발전해 나가는 과정을 보면, 무엇보다도 계획적, 의도적, 유도적 변화가 가장 큰 특징으로 작용하며, 부분적이고 미시적인 접근보다는 전체에 초점을 맞춘 변화의 시도와 조직구성원의 가치체계, 신념, 태도 등을 변화시키는 규범적인 재교육 전략이 있었다(문재우 외, 1998).

이에 본 연구에서는 기존의 문헌이나 연구의 제한점을 극복하고, 아직 타 산업 분야에 비해 상대적으로 초보적인 수준에 놓여 있는 병원의 조직구조, 조직문화, 조직갈등 및 조직몰입에 대한 특성과 차이, 조직갈등 및 조직몰입에 미치는 영향요인과 상호관계를 규명하여 궁극적으로 조직관리 요인의 계획적 변화방향에 대한 실용적이며 종합적인 정보를 제공하고자 한다.

2. 연구목적

본 연구의 궁극적인 목적은 조직구조와 조직문화, 조직갈등, 조직몰입 간의 관계를 규명하는 데 있다. 이에 구성원의 인적특성 요인, 조직구조 요인, 조직문화 요인이 조직갈등과 조직몰입에 미치는 영향 및 상호관계를 분석하여, 병원조직관리 측면에서 미래지향적·발전지향적으로 변화되어야 할 역기능적인 요인을 도출하고 그에 대한 계획적인 변화 방향을 찾아보고자 하였다.

구체적인 연구목적은 다음과 같다.

첫째, 인구사회학적 특성에 따른 조직구조 및 조직문화에 대한 인식도와 조직갈등 및 조직몰입의 수준을 분석한다.

　둘째, 직종별 구분에 따라 조직구조 및 조직문화에 대한 인식도와 조직갈등 및 조직몰입의 수준을 파악하고 그 차이를 비교 분석한다.

　셋째, 병원 조직갈등 및 조직몰입에 영향을 미치는 요인을 규명하고, 병원조직 구성원의 인구사회학적 특성, 조직구조 요인, 조직문화 요인과 조직갈등 및 조직몰입의 관계모형을 도출한다.

Ⅱ. 이론적 배경

1. 조직구조

가. 조직구조의 개념

조직구조에 대한 학자들의 정의는 매우 다양한 입장에 있다. 일반적으로 조직구조(organizational structure)는 조직을 구성하고 있는 부분들 간의 관계나 조직목표 달성에 필요한 여러 가지 업무들 사이의 상호관련성에 의해 생겨난 비교적 안정적인 짜임새라 정의된다. 이 조직구조는 조직 전체나 부서 또는 작업집단과 같은 하위 단위조직의 구조적 형태를 선택하여 짜임새를 갖추게 하는 조직설계 과정을 통해 나름대로의 모양과 특색을 갖추게 되고, 짜임새와 관련하여 비교적 정태적인 특성(서성무 외, 1998)과 조직구조의 기본 변수인 복잡성, 공식성, 집권성이 배열되어 있는 조직 내부의 동태적 특성을 갖게 된다(민진, 1996).

나. 조직설계에 대한 관점

어떤 모양으로 조직을 만들 것인지에 대해 많은 경영학자들과 경영자들이 관심을 가져왔다. 초기의 관점은 조직은 엄격하며 기계적으로 설계되어야 효과적이라고 생각하는 전통적 관점이었다. 그 이후 전통적 관점이 갖는 한계와 문제점을 극복하기 위한 노력으로 조직 안에서 일어나는 여러 가지 행동적 과정들이 효과적으로 일어나도록 조직을 설계해야 한다고 주장한 행동주의적 관점이 형성되었고, 이어서 보편적인 조직설계 원칙을 찾는 것은 무의미하다 하여, 조직은 처한 상황의 특성에 맞도록 설계되어야 한다는 상황적 관점이 대두되어 현재에 이르고 있다.

1) 전통적 관점

전통적 관점을 대표할 수 있는 조직설계원칙은 독일의 사회학자였던 베버(Weber)에 의해 주장된 관료제(bureaucracy) 조직이다. 베버는 다른 원칙에 의해 설계된 조직보다 관료제적으로 설계된 조직이 정확성, 안정성, 규율의 엄격성 등에서 뛰어나고, 조직 안에서 이루어지는 여러 가지 활동들의 예측가능성이 높은 조직이라고 주장하며, 이상적인 관료제 조직을 만들기 위한 5가지 원칙을 다음과 같이 제시하였다(서성무 외, 1998).

첫째, 조직 내의 업무들은 명확하게 나누어져야 하며 각 업무내용은 분명하게 규정되고 반복적인 일들로 이루어져야 한다.

둘째, 각 구성원들이 맡은 과업을 처리할 때 따라야 하는 일관성 있는 규칙이나 절차가 상세하게 마련되어야 한다.

셋째, 조직은 최고경영자로부터 일선 근로자들에 이르기까지 효과적으로 전달될 수 있는 명령·보고 계통을 갖추기 위해 직위의 수직적 계층구조로 이루어져야 한다.

넷째, 규칙, 절차, 규율 그리고 보상 등을 적용할 때 경영자들은 개인적 감정이 개입되지 않도록 하여 정실주의를 막아야 한다.

다섯째, 채용이나 승진은 기술적 능력에 따라 엄격하고 공정하게 결정되어야 하며, 종업원들은 부당한 해고로부터 보호되어야 한다.

이상의 관료제 조직은 실제 조직의 효율성을 향상시키기도 하며 엄격한 규칙이나 절차를 강조하여 조직이 타성에 빠져들고 경직되어 유연성

을 잃게 되기도 한다. 흔히 대기업병이 그런 단점을 잘 나타내 주고 있
는 예에 해당하는 것으로, 오늘날과 같이 환경이 복잡하고 빠르게 변화
하는 현대사회에서는 경직된 조직보다는 유연한 조직이 변화를 쉽게 받
아들여 적응할 수 있을 것이라는 의견이 지배적이다.

2) 행동적 관점

과학적 관리원칙에 따른 경영방식에서 효과적인 인간관계와 비공식적
집단의 중요성을 강조한 인간관계론적 접근으로 행동적 관점을 대표할
수 있는 중요한 접근으로는 Likert에 의해 주장된 'system 4'를 들 수 있
다. Likert는 어떤 요인들이 조직 효과성에 영향을 미치는지에 관심을 갖
고 많은 조직을 평가한 결과 관료제 원칙에 따라 설계된 조직들은 효과
성이 낮으며, 작업집단의 형성과 발전, 그리고 구성원 간의 사회적 관계
나 구성원 또는 집단의 행동에 관심을 갖는 조직들이 상대적으로 효과성
이 높은 것을 발견하였다. 이런 결과에 흥미를 느낀 Likert는 조직 안에
서 발견할 수 있는 행동적 또는 사회적 과정 중 중요한 8가지 과정이 잘
이루어질 수 있도록 설계된 조직이 보다 높은 성과를 낼 수 있다고 주장
하였다(Likert, 1967).

첫째, 리더십 과정에서 대부분의 문제에 관해 상급자와 부하 구성원
간에 자신감과 신뢰감이 형성되어 있다. 부하 구성원들이 자신의 직무와
관련된 문제를 상급자와 거리낌 없이 의논하며 상급자 역시 자신의 생각
이나 의견을 자연스럽게 제시한다.

둘째, 동기유발과정이 참여적 방법을 사용함으로써 종업원들의 다양한
욕구충족이 가능해진다. 조직구성원들이 조직과 조직의 목표에 대해 호
의적 태도를 갖고 있다.

셋째, 의사소통과정에서 정보가 수직적 그리고 수평적으로 자연스럽게

흘러간다. 정보가 정확하며 왜곡되지 않는다.

넷째, 상호작용과정이 개방적이며 광범위하다. 즉 상급자와 부하 구성원들이 모두 부서의 목표와 활동에 영향을 미친다.

다섯째, 의사결정과정이 집단과정을 통해 조직의 모든 부분에서 이루어져 상대적으로 분권화되어 있다.

여섯째, 목표설정과정에서 높고 실현 가능한 목표를 세우기 위해 집단의 참여가 허용된다.

일곱째, 통제과정이 조직 전반에서 이루어지며 구성원들이 스스로를 통제하며 문제해결을 강조한다.

여덟째, 업적목표가 높으며 적극적이다. 경영자는 교육·훈련을 통해 조직의 인적 자원을 개발하는 데 관심을 갖는다.

이 행동적 관점을 전통적 관점과 비교해 보면, 행동적 관점의 조직설계원칙은 전통적 관점에서 관심을 갖지 않았던 조직구성원의 행동과 관련된 과정을 강조하였다는 장점을 갖고 있다. 전통적 관점이 조직구성원들을 마치 기계의 부품과 같이 다룬 데 반해 행동적 관점은 조직구성원들의 인간적 욕구와 여러 가지 행동에 관심을 가짐으로써 보다 인본주의적 입장을 취하고 있다.

3) 상황적 관점

어떤 상황에서나 모든 조직에 적용될 수 있는 최적의 조직설계원칙을 찾아낼 수 없다는 결론을 내린 경영학자들은 조직이 처한 상황에 적합한 형태로 조직을 설계하는 것이 최선의 방법이라는 생각이다(서성무 외, 1998). 그리고 조직설계가 적합한지 또는 부적합한지를 판가름하는 상황적 요인들로는 ① 조직의 전략, ② 기술, ③ 규모, ④ 외부환경의 특성을 들고 있다.

다. 조직구조의 특성

조직의 기본적인 짜임새를 나타내는 조직구조는 조직 내 여러 구성요소들의 활동과 그들 간의 연결에 중요한 영향을 미치는바, 경영자들은 조직 전체의 구조나 자신이 책임지고 있는 부서 또는 집단의 구조적 특성을 파악하여 적절히 대처해야 한다. 주로 조직설계과정을 통한 경영자들의 의사결정 결과로 나타나는 공식적 구조의 외형상의 특성과 운영상의 특성을 고찰하면 다음과 같다.

1) 외형상의 특성

조직의 짜임새를 나타내 주는 첫 번째 특성은 밖으로 드러난 모양이라 할 수 있다. 공식적 구조를 나타내 주는 조직도를 살펴보면 그 조직의 외형적인 짜임새를 알 수 있다. 구체적으로는 일의 분할형태, 분할된 일들의 부서화, 권한과 책임의 관계, 경영자계층과 관리의 폭 및 라인과 스텝의 관계를 특성을 발견할 수 있다(서성무 외, 1998).

2) 운영상의 특성

비록 공식적인 조직도에는 나타나 있지 않지만 조직이 운영되면서 구성원들의 행동이나 그들 간의 관계에 영향을 미치는 구조적인 특성이 있다. 복잡성(complexity), 공식화(formalization) 그리고 집권화(centralization)가 그것이며 이 3개의 변수가 조직구조의 기본변수에 해당된다(최종태, 1985; Robbins, 1990; 오석홍, 1990; 민진, 1996; 서성무 외, 1998). 복잡성은 조직 내에 존재하는 활동이 분화되어 있는 정도로서, 수평적 분화, 수직적 분화 그리고 장소적 분산의 세 요소로 구성되어 이들 세 요소의 정도가 높을수록 복잡성이 높아진다. 공식화는 공식성이라고도 하며, 이는 조직 내의 직무가 표준화되어 있는 정도를 의미한다. 그리고 집권화는 조직 내의 권한배분의 양태에 대한 것으로 주로 의사결정의 권한이 어느 개인, 계층, 집단에 집중되거나 위임되는 정도를 의미한다.

라. 조직구조의 종류

1) 직능구조와 지배구조

조직의 기본구조의 종류는 해야 할 일을 중심으로 한 직능구조와 권한을 중심으로 한 지배구조로 나눌 수 있다(최종태, 1985). 직능구조는 조직구조의 가장 핵심적인 구조로서 조직이 최대의 성과를 달성하기 위해 해야 할 일을 구성원의 능력에 맞추어 형성시킨 결합체로서, 구성원의 일의 구조로서 직위나 직무로 나타나며, 전체의 직능이 부분직능으로, 부분직능은 다시 하위부분의 직능으로 세분되고, 마지막으로 구성원 개개인의 직능으로 편성되고 이를 역할이라 한다.

반면, 지배구조는 권한 분포에 기초를 두고 형성된 조직구조로서 직능구조가 조직의 활동을 통합하기 위해서는 지휘 통솔의 구조인 지배구조가 필요하게 된다. 지배구조는 분화된 조직 내의 활동을 촉진시키는 역할을 하게 되며, 명령라인, 감독범위, 그리고 통제구조에 따라 다른 유형으로 구분될 수 있다. 명령라인에 따라서 단일지배구조와 다원지배구조로 나누어지며, 감독범위에 따라서 고층지배구조와 평면지배구조로 나누어지고, 통제구조에 따라서는 집권지배구조와 분권지배구조로 나뉜다.

2) 기계적 구조와 유기적 구조

설계모형을 기준으로 할 때, 기계적 구조와 유기적 구조로 구분할 수 있다(Robey, 1994; Schermerhorn, 1996). 기계적 구조(mechanistic structure)는 고전적 조직모형에 기반을 두고서 조직을 구조화한 것으로 기능별로 업무를 전문화하고 복잡한 부문화를 거쳐 개인의 직무를 전문화시키며, 권한과 책임을 명백하고 세밀하게 규정 짖고 있는 구조이다. 때문에 이 조직구조는 환경변화에 기민하게 적응하지 못하는 경직적인 특성을 갖는다.

반면 유기적 조직(organic structure)은 직무, 권한, 책임이 명백하고 상세하게 규정되어 있지 않으며, 명령통일의 원칙이 엄밀하게 적용되지도 않아 환경변화에 신축적으로 대응할 수 있는 조직을 말한다(민진, 1996).

이 두 조직의 차이를 구분하여 고찰하면 아래의 그림 1과 표 1과 같다. 기계적 조직은 그림 1에서 보는 바와 같이 권한이 집중되어 있으며 구체적인 규칙이나 절차를 많이 갖추고 있어 종업원들이나 집단의 행동을 규제하게 된다. 따라서 조정은 공식적이고 비개인화된 방식으로 이루어지며 일이 명확하게 분할되어 있고 경영자는 적은 수의 종업원을 감독한다. 이와 대비되는 유기적 조직은 권한이 분산되고 규칙과 절차의 수가 적으며 융통성을 갖고 있고 일의 분할 역시 비교적 덜 엄격하며 한 경영자가 관리하는 종업원 수가 많다. 그리고 조정은 비공식적이며 필요에 따라 개인적인 방식으로 이루어진다(서성무 외, 1988). 일반적으로는 안정적이며 변화가 적은 상황에서는 기계적 조직구조가 상대적으로 적합하다고 하며, 불안정하고 변화가 심한 상황에서는 보다 많은 융통성을 갖춘 유기적 조직구조가 적합한 것으로 평가된다.

그림 1. 유기적 조직구조와 기계적 조직구조의 특성

유기적 조직				기계적 조직
분권화	←	권 한	→	집권화
적고 융통성이 있음	←	규칙과 절차	→	많고 엄격함
불명확	←	일의 분할	→	명확
넓음	←	관리의 폭	→	좁음
비공식적이며 개인적	←	조 정	→	공식적이며 개인화

자료: Schermerhorn, 1996

표 1. 기계적 구조와 유기적 구조의 비교

	구 분	기계적 구조	유기적 구조
특 성	직무의 범위	구체적 정의	포괄적 정의
	규칙과 절차	많음	적음
	책 임	명백	불명확
	위계질서	계층제	네트워크(분산된 채널)
	보상체계	객관적	주관적
	인간관계	공식적	비공식적
	상호작용	수직적	수평적
	의사전달의 내용	명령과 보고	조언과 정보
조 건	조직목표	명백	모호
	직무	단순, 분해 가능	복잡, 분해 불가능
	환경	정태적, 확실	동태적, 불확실
	성과측정	가능	불가능
	권위	합법적	도전받음

자료: Robey, 1994

2. 조직문화

가. 조직문화와 조직분위기의 개념

1980년대 초부터 기업 내의 독특한 가치관, 사고방식, 행동양식 등의
눈에 보이지 않는 요소들이 조직문화라는 개념으로 일반에 널리 소개되

었고, 그러한 요소들이 기업의 성패를 좌우하는 대단히 중요한 것임을 인식하게 되었다(김인수, 1999). 문화의 어원은 경작한다(cultivate)는 뜻을 가진 라틴어의 'cultura'에서 유래된 것으로 자연(nature)과 대비되는 개념으로 사용되어 왔는데, 자연이 있는 그대로 놓여 있는 것이라면 문화는 경작된 것, 곧 사람이 의식적으로 다듬어 놓은 세계를 가리킨다(양창삼, 1994).

일반적 의미에서 문화란 사회를 구성하고 있는 모든 사람들이 공통적으로 가지고 있는 가치관과 신념, 이념과 관습 그리고 지식과 기술을 포함하는 거시적이고 종합적인 개념으로 사회구성원들의 행동형성에 영향을 미치는 중요한 요소이다(Light et al, 1996). 그 조직이 왜 그렇게 생각하고 느끼고 행동하는지를 이해하기 위해서 반드시 이해되어야 하는 것으로서 조직구성원들에 의해서 공유되고 무의식적으로 작용하고, 조직과 환경에 관련되어 당연한 것으로 받아들여지는 기본 가정(basic assumption) 또는 신념으로서, 외부환경에 적응하고 조직 내부를 통합하는 문제를 해결하는 과정에서 특정집단이 고안, 발견, 개발하는 기본 믿음들로, 이것은 오랜 기간 동안 조직구성원이 타당한 것으로 인식하여와 그들 사이에서 아무런 의심 없이 당연한 것으로 받아들여지고, 새로운 구성원에게는 조직의 대내외적 문제를 해결하는 올바른 방법으로 학습되어 지는 것이다(Schein, 1992).

학자별로 다소 차이가 있기는 하지만, 공통적으로 조직문화란 한 조직의 구성원들이 공유하고 있는 가치관과 신념, 이념과 관습, 규범과 전통, 지식과 기술 등을 포괄하는 종합적인 개념이며, 조직구성원과 조직체 전체의 행동에 영향을 미치는 기본요소(이학종, 1991; 김종재, 1991; 박내희, 1991; 신유근, 1992)로 정의된다. 조직문화는 조직 내에서 역사적으로 형성되어 온 조직구성원들의 가치관, 행동양식, 조직 고유의 상징 및 특성, 관리관행, 경영이념 등으로 구성되는 조직 특유의 가치체계(김성국, 1998), 거시적인 문화의 개념을 미시적인 조직수준에 적용한 것(김인

수, 1999)으로 정의되기도 한다. 이러한 관점에서 거시적인 문화의 개념을 조직에 적용하면 조직문화는 한 조직의 구성원들이 공유하고 있는 가치관, 신념, 이념, 관습 그리고 지식과 기술을 총칭한 것으로 조직구성원과 조직의 행동에 영향을 주는 기본적인 요인이다. 이와 같이 조직문화에 대한 개념정의는 다양하나 결국, 조직문화란 조직 고유의 가치와 신념, 규범, 관리관행, 행동양식, 지식과 기술, 이미지 등을 포함하는 거시적이고 복합적인 개념이라고 볼 수 있다.

이러한 개념적 의미와 특성을 가진 조직문화와 유사한 용어로 조직분위기(organizational climate)라는 개념이 있다. 조직문화와 조직분위기는 그 내용이나 구성요소에서 어느 정도 유사성을 지니나, 다음과 같은 차이가 있다(이학종, 1991; 양가현, 1992; 이한검 외, 1996).

첫째, 조직문화는 모든 수준에서 조직구성원들이 공유하는 가치와 신념을 강조하는 조직 전체의 문화적 성격에 초점을 두고 있으나, 조직분위기는 조직구성원의 조직에 대한 심리적인 지각을 강조한다. 즉, 조직문화는 조직구성원과 전체 조직행동에 영향을 주는 기본가치와 전제를 강조하는 반면에, 조직분위기는 조직구성원이 감지하는 조직에 대한 인상을 강조하고 있다.

둘째, 조직분위기가 감정적이고 변화하기 쉬운 것인 데 반해 조직문화는 지속적이고 변화에 대해 저항적이다.

셋째, 조직분위기가 소집단의 사기나 동기부여에 관련된 문제인 데 반해, 조직문화는 조직의 환경적응 또는 전략과 같은 거시적 현상과 관련하여 사용되는 경우가 많다.

넷째, 조직분위기는 여러 조건과 요인에 의해 자연적으로 조성되는 성격을 가지고 있는 데 반해, 조직문화는 바람직한 가치관의 실현을 위한 주체적인 노력의 결과로서 형성되는 성격을 띤다.

다섯째, 연구접근방법에 있어서 조직문화는 조직분위기에 비하여 조직체의 성과를 높이기 위한 조직구성원의 행동과 전체 조직행동의 개발을 더 강조하고 있다.

곧, 전체 조직의 공통적인 전제와 가치관의 변화를 추구함으로써 보다 영구적인 조직변화를 도모하고 있다. 따라서 조직문화는 조직이 지닌 가치 및 행동체계와 함께 조직분위기를 포함하는 광범위한 개념으로, 의도적이고 주체적인 개념이며 조직행동과 개발을 강조하는 개념이라고 볼 수 있다.

나. 조직문화의 역할과 중요성

조직문화는 구성원들이 조직과 자신을 동일시하고, 조직을 위해 헌신할 수 있도록 해주고 조직의 안정성을 높여 주며, 구성원들이 조직에서 부딪치게 되는 여러 상황들의 의미를 이해하는 데 도움을 준다(서성무 외, 1998).

Peters & Waterman은 미국의 IBM, 듀퐁, 3M 및 맥도널드 등 초우량기업 43개사를 조사한 후 이들 기업에 공통된 기본적인 특성을 제시하였는데, 그 가운데서 조직문화가 가장 중요한 특성이라고 지적하였다(이한검 외, 1996).

이에 따라 조직구조나 관리시스템과 마찬가지로 조직문화가 조직의 강력한 관리수단으로 인식되고 있다. 흔히 관리의 3대 요소로 사람(man)·돈(money)·물자(material)를 꼽아왔지만, 1980년대에는 정보의 중요성이 높아짐에 따라 정보를 제4의 자원이라 불렀고, 오늘날에는 조직문화를 제5의 자원으로 추가하고 있음을 볼 때 조직문화의 중요성이 가늠된다(이학종, 1991). 이와 같이 조직문화가 제5의 경영자원으로 인식되는 것은, 기술 이외의 측면에서 타 조직에 비해 우위를 차지할 수 있는 자원이라는 점 때문이다. 조직문화의 중요성을 좀 더 구체적으로 고찰하면 다음과 같다(백기복, 1994: 이한검 외, 1996).

첫째, 조직문화는 조직의 모든 관리과정에 광범위하게 영향을 미친다. 즉, 일상의 업무처리 과정, 상호교류, 특히 의사결정 과정에 조직문화가 명백히 작용하므로, 조직문화에 대한 올바른 이해가 효율적 관리나 관리의 성공가능성을 높인다.

둘째, 조직문화는 조직의 성패를 결정하는 전략의 수립과 진행과정에 영향을 미친다.

셋째, 조직문화는 경쟁력의 원천이 된다. 조직의 경쟁력은 자금이나 재산과 같이 가시적인 것만 포함되는 것이 아니라, 현상이나 정보를 정확히 이해하여 개념화하고 적기에 결정을 내려 줄 수 있는 무형의 인식적 과정까지도 포함된다. 즉, 조직문화는 사고 팔 수 없는 독특한 무형의 경쟁자원으로서, 좋은 조직문화를 갖는 것은 신제품 개발이나 신시장의 개척 이상의 중요한 의미를 갖게 되며, 일시적으로 유지되는 상대적 우위가 아니라 상당히 오랫동안 지속적으로 경쟁력 우위를 확보하는 데 기본적인 요건이 된다.

넷째, 조직문화는 조직의 성과와 관련된다. 즉, 조직문화는 구성원의 만족도와 생산성에 영향을 미친다.

다섯째, 조직문화의 접근방법이 조직의 환경적응과 변화에의 적응에 필요하다.

따라서 조직문화는 정확하게 표현할 수는 없는 것이면서도 그 조직을 이끄는 동인이라고 할 수 있으며, 기업의 밑바닥에 흐르고 있는 정신적 배경이라고 볼 수 있다. 또한 조직문화는 구성원들의 사고와 행동에 방향과 힘을 주는 바탕으로서 조직구성원들을 결합시키고 그들의 직장생활에 의미와 목적을 부여해 주면서 그들의 행동을 결정하는 중요한 요소가 된다. 그렇기 때문에 조직문화는 강하든 약하든, 긍정적이든 부정적이든 조직 전체에 커다란 영향을 미치며 그 결과에 의해 기업의 성패가 좌우되는 것이다(김인수, 1999).

다. 조직문화의 요인과 환경변화에 적합한 조직문화의 특성

1) 조직문화의 요인

복합적이고 거시적인 개념인 조직문화는 단일요인에 의해 형성되는 것이 아니라, 여러 요인에 복합적으로 작용하여 형성되는 것이다. Deal과 Kennedy(1982)는 조직문화의 형성에 작용하는 중요한 요소로서 환경, 기본가치, 중심인물, 의례와 의식, 그리고 문화망을 들고 있으며, Schein 은 이와는 다른 관점에서, 조직구성원과 전체 조직행동에 영향을 주는 의식체계를 중심으로 조직문화의 구성요소와 이들 요소 간의 상호관계를 설명하였다(이학종, 1991).

조직문화 요인의 가장 대표적인 것으로 7S모형이 있는데, 그 내용은 다음과 같다(이학종, 1991; 김성국, 1998).

① 공유가치(Shared value): 조직체 구성원 모두가 공동으로 소유하고 있는 가치관, 이념, 전통가치, 기본목적 등이 포함된다.

② 전략(Strategy): 조직의 장기방향과 기본성향을 결정하는 것으로서 조직의 장기적인 목적과 계획 그리고 이를 달성하기 위한 장기적인 차원의 자원배분 형태가 포함된다.

③ 구조(Structure): 조직의 전략을 수행하는 데 필요한 틀로서 조직구조와 직무설계, 권한관계와 방침규정 등 구성원들의 역할과 그들 상호간의 관계를 지배하는 공식요소가 포함된다.

④ 관리시스템(System): 조직의 일상적인 운영과 과정에 관련된 커뮤니케이션제도, 의사결정제도, 관리정보시스템, 보상제도, 목표설정제도, 조정과 통제시스템 등의 주어진 조직구조하에서 조직체 목적과 전략을 실제로 달성하는 데 적용되는 모든 제도와 시스템이 포함된다.

⑤ 구성원(Staff): 조직의 인력구성과 구성원들의 능력과 전문성, 가

치관과 신념, 욕구와 동기, 지각과 태도 그리고 그들의 행동패턴 등을 의미한다.

⑥ 기술(Skill): 각종 기계·장치와 컴퓨터 등 생산 및 정보처리 분야의 하드웨어는 물론 소프트웨어기술이 포함되며, 구성원들에 대한 동기부여와 행동강화, 갈등관리와 변화관리, 목표관리와 예산관리 등 조직운영에 적용되는 관리기술과 기법도 포함된다.

⑦ 리더십 스타일(Style): 구성원들을 이끌어 나가는 전반적인 조직관리 스타일을 의미한다.

2) 경영환경에 적합한 조직문화의 특성

조직문화는 구성원들이 함께 나누어 갖고 있는 가치나 신념에 근거하여 형성된 것으로 구성원들의 행동지침 역할을 하게 되는바, 조직구성원으로서 어떤 행동이 바람직하고 어떤 행동은 해서는 안 되는지를 판단하는 기준이 된다. 따라서 변화가 심하고 불확실성이 높아지고 있는 현재의 경영환경에 적합한 조직문화의 특성 창출이 요구되는바 이에 대해 고찰해 보면 다음과 같다(서성무 외, 1998).

① 행동지향성: 끊임없이 변화를 추구하며 생산성과 경쟁력을 높일 수 있는 새로운 것을 꾸준히 찾아내려는 노력이 높이 평가받는 문화이다. 이를 위해서는 개방적인 의사소통과 모험적 실험정신이 강조되어야 한다.

② 고객최우선주의: 고객이 조직 적응력과 생존의 기초라는 생각이 강하게 자리 잡고 있어야 한다. 고객의 요구를 누구보다 빨리 파악하고 이에 적극적으로 대처하는 기업만이 생존할 수 있다는 생각을 모든 구성원들이 갖고 있어야 한다.

③ 가치지향성: 조직의 사명이 가치 있고 그것을 위해 아낌없는 노력을 기울일만하다는 믿음을 구성원들이 갖고 있어야 한다. 이는 곧 조직

을 자신의 일부분으로 받아들이게 하며 조직에 대한 헌신을 이끌어 낼 수 있다.

④ 솔선수범의 강조: 나부터라는 의식이 구성원들 사이에 공감대를 형성하고 있는 문화이다. 솔선수범이 강조되지 못하고 있는 조직은 경쟁력을 갖추지 못할 것이다.

⑤ 사람을 통한 생산성 향상: 사람이 경쟁력의 핵심임을 강조하고 구성원들이 갖고 있는 가치를 높이 평가하는 조직문화를 말한다. 이런 문화적 가치를 갖고 있는 조직에서는 구성원들이 조직활동에 적극 참여하며 자발적으로 동기유발된다.

위의 조직문화가 많은 구성원들의 행동, 의식 그리고 잠재의식에 이르기까지 깊게 배어 있는 경우 그 조직은 강한 문화를 갖고 있다고 할 수 있다. 이런 문화가 강하게 된다면 구성원들의 행동이 가치와 신념에 바탕을 두고 있어 마음속에서 우러난 것이기 때문에 어쩔 수 없이 일어나는 경우보다 그런 행동이 쉽게 유발되며 오랫동안 유지된다는 장점도 갖게 된다.

라. 조직문화의 유형

조직문화의 유형에는 여러 학자들의 주장이 있다. Deal과 Kennedy는 열심히 일하고 열심히 노는 문화, 수속절차의 문화, 회사의 운명을 거는 문화로 구분하였으며, Harrison과 Handy는 ① 공식화의 정도와 중앙집중화의 정도에 따라 상당히 공식화되고 중앙집중도가 높은 문화를 역할문화(아폴로문화), ② 공식화는 낮은 반면 중앙집중화의 정도가 높은 권력문화(제우스문화), ③ 자율적이면서 맡은 일에 책임을 질 수 있어야 하며 창의적인 사고와 새로운 시각으로 모든 일에 접근하는 업무문화(아테네문화), ④ 분산화되고 비공식적인 원자력문화(디오니소스적 문화)로 분류하고 있다.

Scholz는 조직문화의 차원으로 환경적 차원, 내부적 차원, 진화적 차원으로 제시하면서 세 가지 차원을 각각 사용하여 여러 개의 상이한 조직문화유형을 정의하였다(김인수, 1999). 환경적 차원의 유형은 위의 Deal과 Kennedy의 유형과 동일하며, 내부적 차원에서는 생산적 문화, 관료적 문화, 전문적 문화로 구분하였고, 진화적 차원으로는 안정적 문화, 반응적 문화, 예측적 문화, 탐험적 문화, 창조적 문화유형으로 분류하고 있다.

그리고 Quinn에 의하면 조직은 몇 가지 서로 모순되는 가치들을 동시에 만족시킬 수 있어야 높은 성과를 얻을 수 있다며 두 쌍의 상호 모순된 가치(paradoxical values)의 강조하에, 신축성-질서의 차원과 외부지향-내부통합의 차원으로 구분하여 조직문화의 유형을 ① 인적자원문화, ② 개방체계문화, ③ 위계서열문화, ④ 생산중심문화로 구분하고 있다.

이를 좀 더 구체적으로 살펴보면 그림 2, 표 2와 같다(Quinn, 1991).

그림 2. 조직문화의 사분 면

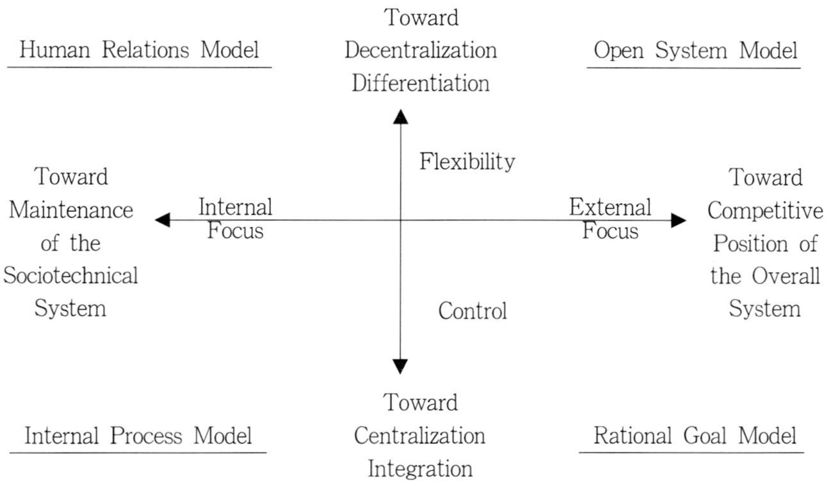

자료: Quinn, 1991

표 2. 조직문화의 유형별 특성

구 분	인적자원문화	개방체계문화	위계서열문화	생산중심문화
주요 특성	가족 같은 운명공동체	곤란을 겁내지 않고 위험 감수	공식적이고 딱딱	경쟁지향, 생산지향
조직풍토	참여, 안락, 충성심	동적이며 도전적	영속적, 예측가능 기대치가 확실	경쟁에서의 승리
성공기준	팀워크 형성, 구성원에 대한배려	독특성(차별성), 신제품 개발	효율성, 빈틈없는 계획과 원가절감	시장침투, 시장 점유율, 경쟁우위
관리스타일	팀워크, 합의적	혁신, 자유	고용안전, 존속	경쟁능력, 생산성 및 업적 감독

　그러나 Quinn은 신축성을 지나치게 강조하면 혼란이 야기되고, 질서를 지나치게 강조하면 경직성이, 내부통합을 지나치게 강조하면 냉담과 무관심이, 외부지향을 지나치게 강조하면 호전성과 적대성이 초래될 수 있는바, 조직이 우수한 성과를 장기적으로 확보하기 위해서는 위의 네 가지 문화유형 중 어느 하나가 지나치게 강조하는 것은 바람직하지 않으며, 네 가지 역설적인 가치들이 균형을 이루는 상태로 조직문화가 유지되는 것이 바람직하다고 하였다.

3. 조직갈등

가. 갈등의 개념과 정의

　현대의 조직은 수많은 부서와 집단으로 이루어져 있고 이들의 부서와 집단은 주어진 직무를 수행하는 과정에서 상호작용을 하면서 조직의 목표달성에 기여하고자 한다. 이때 집단이나 조직은 서로 다른 관심과 욕구를 가지고 있기 때문에 필연적으로 개인으로서나 집단으로서의 갈등이 야기된다. 여기서 갈등이란 라틴어의 '콘플리게레(confligere)'에서 나온 말로 '상대가 서로 맞선다'는 뜻을 의미한다(이상수 외, 1998). 병원도 의료시장의 경계가 없어지고 의료조직 간 경쟁이 심화되어 서로 다른 배경, 관심과 가치를 가진 사람들 간에 갈등이 야기되고 있으며, 오늘날과 같이 조직 재편성과 구조적 변화가 요구되고 있는 환경에서는 또 다른 형태의 갈등도 야기될 가능성이 크다.

이런 갈등에 대한 정의와 개념을 연도별, 학자별로 정리해 보면 다음과 같다.

March와 Simon(1958)은 갈등은 일반적으로 개인이나 조직이 대안 선택의 기준이 명백하지 않거나 또는 의사결정의 표준적 기전(standard mechanisms)이 파괴됨으로써 개인 또는 조직이 대안을 선택함에 있어 고난을 겪는 상황이라고 하였고, Pondy(1967)는 갈등이란 심리적 대립감과 대립적 행동을 내포하는 동태적 과정이라고 하였으며, Schmidt 와 Kochan(1972)은 조직의 한 단위가 다른 단위와의 관계증진을 추구하는 과정으로부터 명백한 행동이 갈등이라고 하였다.

그리고 Litterer(1974)는 둘 이상의 개인이나 집단이 다른 사람 또는 집단의 행동이나 그들과의 상호작용으로부터 상대적인 손실을 지각함으로써 대립이나 다툼이 일어나는 행동의 한 형태라고 하였으며, Robbins(1974)는 순기능과 역기능으로 나눌 수 있는 대립과 적대적인 상호작용이라고 하였고, Miles(1980)는 조직의 한 단위가 단위 전체의 구성원들의 목표지향적인 행동이 다른 조직단위의 구성원들의 목표지향적인 행동과 기대로부터 방해를 받을 때 표현된 조건이라고 하였다. Reitz(1981)는 관련 개인이나 집단이 함께 일하는 데 애로를 겪는 형태로 정상적인 활동이 방해되거나 파괴되는 상태라고 하였으며, Luthans(1985)는 상호간의 목표달성을 방해하는 고의적인 행동으로 감정적으로 적대감을 갖는 가치, 또는 목표 사이에 존재하는 목적의 비양립적 조건이라고 하였고, 유영옥(1998)은 둘 이상의 행동주체사이에 발생하는 현상으로서, 표면적인 행동뿐만 아니라 내면적인 적대감 같은 심리적인 요소를 포함하는 개념이라고 하였다.

이러한 갈등은 앞에서 기술한 바와 같이 둘 이상의 행동주체 사이에서 일어나는 지극히 자연스러운 현상으로 행동주체는 개인이나 집단일수도 있고 조직일수도 있다. 그리고 갈등이라고 하는 것은 표면화되는 대립적 행동뿐만 아니라 대립적 행동이 노출되지 않는다 하더라도 행동주체 간에 긴장, 불안, 적대감 등을 느끼기 시작하였다면 이는 이미 갈등으로 보아야 할 것이다. 즉, 갈등의 표출은 그 양태가 매우 다양한 것으로 가벼운 이견을 제시하는 것과 같은 낮은 갈등수준에서 상대의 행동주체를 파멸시키는 극단적인 수준에 이르기까지 여러 가지의 형태가 있다.

나. 갈등의 기능

갈등의 기능에 관한 관점은 크게 세 가지로 분류되어 질 수 있다. 즉 갈등은 조직 내에서 역기능을 의미하므로 제거되어야 한다는 전통적 관점(traditional view)과 조직 내의 자연발생적이며 불가피한 산물로 조직의 유효성을 결정한다는 행동과학적 입장(behavioral view), 그리고 마지막으로 갈등은 조직 내에서 긍정적인 잠재력을 지니고 있으며, 또한 조직이 효과적으로 운용되기 위해 필요한 힘이라고 주장하는 상호작용적 관점(interactional view) 등의 세 가지이다(박연호, 1987). 그러나 갈등이 유용한 면이 있다고 해서 갈등 그 자체가 원래 유익한 것이라는 의미는 아니며, 순기능적인 갈등과 역기능적인 갈등이 항상 뚜렷하게 구별될 수 있는 것은 아니기에 갈등의 효율적인 관리가 요구된다(Pondy, 1967). 즉, 갈등은 전적으로 유익한 것도 아니며, 전적으로 불리한 것도 아닌 것으로, 조직목표 달성에 기여하고 성과의 향상을 기할 수 있으면 순기능적이며, 성과 획득에 방해가 된다면 역기능적이라 할 수 있다(이상수 외, 1998).

이렇게 갈등은 큰 해(great injury)와 큰 유익(great good)의 양면성을 동시에 지니고 있기에, 이하 갈등의 기능을 순기능과 역기능으로 구분하여 고찰한다.

1) 갈등의 순기능론

현실적으로 볼 때 어떤 조직이나 조직 간에는 갈등이 전혀 없을 수는 없는 것이며, 오히려 어느 정도의 갈등은 집단의 형성 및 집단활동의 유지를 위해 필요한 현상이라는 것이다. 이러한 입장의 학자에는 Dahrendorf(1959), Coser(1964), Sexton(1970), Robbins(1974) 등이 포함된다.

Dahrendorf는 어떤 사회이든 갈등은 존재하기 마련으로 이 같은 갈등에 의해 사회구조의 변동이 발생한다고 하였으며, Coser는 갈등이 사회나 집단의 질서유지와 증진에 기여한다고 보며 다음과 같은 순기능적 입장을 보였다.

① 집단 간의 갈등은 각 집단 내에서의 유대와 결속을 증대시키는 경향이 있다.

② 어떤 체제 내에서 갈등이 발생하게 되면 체제 내부의 구조적인 문제에 관심을 가지게 함으로써 문제해결을 위한 노력을 기울이도록 자극한다.

③ 갈등이 심각하지 않은 정도로 빈번하게 발생하게 되면 불만과 긴장을 해소시키는 계기로 작용하게 되어 극단적인 긴장상태로까지 가게 되는 것을 방지할 수 있다.

④ 집단 간 갈등은 갈등에서 유리한 결과를 이루기 위한 다른 집단과의 연합을 유도하여 새로운 집단과의 결속을 진전시키기도 한다.

그리고 Robbins는 갈등이 없다면 조직은 정체되고 발전할 수 없다면서 조직발전을 위해 갈등은 필요한 부분에서 조장되어야 한다는 적극적인 입장을 보였으며, Sexton은 갈등이 개인이나 집단에 끼치는 긍정적인 기능으로 다음을 들고 있다.

① 갈등이 존재한다는 것은 조직 내부에 문제가 있다는 것을 알려주는 역할을 하기 때문에, 그에 따른 적절한 조치가 취해지는 과정에서 조직의 주요 국면에 변화를 가져올 수 있다.

② 갈등은 때로는 정태적이고 현상 유지적인 속성을 지닌 개인이나 집단에 대해 갈등의 해결방안을 모색하기 위한 노력을 통해 쇄신과 변동을 유도할 수가 있다.

③ 조직 내부의 갈등이 무난히 해결되면 조직 내부의 통합과 조화를 가져올 수 있으며, 조직 간에 갈등이 발생하거나 바람직하게 해결될 경우 조직 내적인 응집력의 강화와 조직 구성원들의 소속의식과 충성심의 향상을 가져올 수 있다.

이 밖에도 갈등은 ① 학습효과, ② 집단의 상호적응력 강화, ③ 개방적 상호관계의 조성, ④ 응집력의 증가기능이 있다(이상수 외, 1998)는 주장과 의사결정의 질을 개선시키고 창의성과 혁신을 촉진하며 집단구성원들 간에 관심과 호기심을 유발시키고, 관련된 대안에 대하여 부적절한 고려를 배제하게 하고 집단의 무기력을 제거하여 준다든지 문제에 대한 새로운 아이디어를 창출하고 집단목표와 활동에 대하여 재평가를 촉진하고 집단의 변화 적응에 매우 민감성을 증대시키는 순기능이 있다는 등 여러 학자의 주장이 있다.

2) 갈등의 역기능론

역기능적 입장은 갈등의 병리적 측면에 초점을 두고 갈등은 조직에 해로운 것이라는 관점에서 그것의 원인 규명과 해결방안을 탐구하고자 하는 입장을 말한다. 이와 같은 입장의 대표적인 학자는 인관관계론으로 익히 알려져 있는 Elton Mayo이다. Mayo는 갈등을 일종의 악이나 사회적인 기교의 부족현상 증상이라고 보아 갈등은 무조건 제거되어야 한다는 입장을 취하고 있다. 이 밖에도 갈등이란 조직에 해로운 것으로 제거되어야 한다고 주장하는 학자에 Baritz(1974)가 포함된다. Baritz은 다음과 같은 갈등의 역기능을 설명하고 있다.

① 갈등은 개인과 집단의 균형을 깨뜨려서 혼란과 무질서를 초래할수가 있으며, 조직구성원의 사기 저하를 가져올 수 있다.

② 갈등은 개인이나 조직의 통합과 조화를 깨뜨리고 조직의 위계질서를 문란하게 할 우려가 있다.

③ 갈등은 조직구성원 간이나 조직 단위들 간에 반목과 적대의식을 조장하여 불안과 긴장을 조장시킬 우려가 있다.

④ 갈등은 조직 내에서의 창의성과 쇄신을 봉쇄할 우려가 있다는 것이 그것이다.

또한 Kenneth는 갈등해결의 실패에서 야기될 수 있는 손실을 다음과 같이 정리하였다(송광한, 1995).

① 생산성 저하: 동기부족, 상호협력부족, 반목과 불만 토로, 문제점에 따른 시간낭비

② 간접손실: 불친절과 서비스부족으로 인한 고객의 감소

③ 비효율적 인력배치에 의한 손실: 갈등으로 인해 이직한 사람의 후임배치비용, 갈등으로 유능한 인력을 고용하지 못할 경우 무능력자 유지비용, 비활동적 인력에 대한 불필요한 수당과 보상 등이 이에 해당한다.

이 밖에도 집단이나 조직에 파괴적 결과를 가져오는 것으로 욕구불만을 낳고 협동적 결속을 와해시켜 집단을 파괴시켜 의사소통을 지연케 하고 집단의 응집성을 떨어뜨리며 집단목표보다 성원들 간의 투쟁을 더 중요시하게 된다는 역기능적 설명도 있으며, 극단적인 경우는 갈등의 심화로 인하여 집단 기능이 중단되고 잠재적으로 집단의 존속에 위협요인이 되기도 하며, 갈등해소에 많은 시간과 노력을 소비하게 만들고 부가적으로 스트레스와 연관되어 직원의 정신적 불안을 야기함은 물론 신뢰감마저 감소시켜 조직 간의 구조적 지지관계 유지를 어렵게 만들기도 한다는 주장도 있다.

다. 갈등의 유형

갈등은 무엇을 기준으로 하여 구분하는가에 따라 여러 가지의 유형으로 나누어질 수 있다. 그렇기에 학자들에 따라서 갈등의 유형이 제각기 다른 형태를 보이게 된다. 여러 학자들이 갈등의 유형으로 제기한 내용 중 조직 집단 내 갈등을 포함하고 있는 유형을 중심으로 연도별, 학자별 그리고 선행연구에서 나타난 결과를 고찰한다.

Simon과 March(1958)는 갈등의 겪는 주체가 누구인가에 따라 개인적인 갈등, 조직 내의의 갈등 및 조직 간 갈등으로 구분하였다. 개인적 갈등의 유형으로 ① 목표갈등(goal conflict), ② 좌절갈등(frustration conflict), ③ 역할갈등(role conflict)을 들고 있다. 여기서 목표갈등이란, 긍정적, 부정적 또는 양면을 모두 갖고 있는 목적이나 2개 이상의 경쟁적 상태에 있는 목적들 사이에서 의사결정을 내리지 못하는 경우에 느끼는 갈등이다. 접근-접근갈등, 접근-회피갈등, 회피-회피갈등과 같은 형태가 주로 이와 같은 목표갈등에서 나타나게 된다. 좌절갈등은 인간이 요구좌절을 느끼게 되면 그는 곧 방어기전(defence mechanism)으로서 공격(aggression), 철회(withdrawal), 고착(fixation) 및 타협(compromise)과 같은 행동을 취하게 되는데(Luthans, 1985) 이것이 좌절갈등의 형태이다. 그리고 조직 내의 갈등과 조직 간의 갈등은 조직이나 집단과 같은 복수의 의사주체 간에 겪는 갈등을 의미한다.

Pondy(1967)는 갈등단계의 진행과정에 따라서 잠재적인 갈등, 인식되는 갈등, 감정적으로 느끼는 갈등, 표면적인 갈등, 결과적인 갈등으로 분류하였고, 집단 간 갈등을 다음의 세 가지 형태로 분류하였다.

① 협상모형(bargaining model): 희소자원에 대해 경쟁관계에 있는 집단 간의 갈등으로 노사관계나 라인과 스텝 간의 갈등이 이에 속한다.

② 관료제적 모형(bureaucratic model): 상하급자 간의 관계와 수직적인 계층 간의 갈등이 이에 속한다.

③ 시스템 모형(system model): 수평적 갈등 또는 기능적 연관관계에 있는 집단 간의 갈등이 이에 속한다.

Luthans(1985)는 개인의 내적 갈등(욕구좌절갈등, 목표갈등, 역할갈등), 개인 간의 갈등 및 상호집단 간의 갈등(계층적 갈등, 기능적 갈등, 라인과 스텝의 갈등, 비공식조직과 공식조직의 갈등)으로 구분하였다. 이 중 내적 갈등은 위의 Simon과 March의 갈등유형에서 본 바 있으며, 상호집단 간의 갈등을 살펴보면 다음과 같다.

① 계층적 갈등(hierarchical conflict): 조직체의 계층 간에 존재하는 갈등으로서 경영층과 종업원들 간의 갈등과, 이사회와 경영층간의 갈등 그리고 상위관리층과 하위관리층 간의 갈등을 말한다.

② 기능적 갈등(functional conflict): 여러 기능부서 간의 갈등으로서 생산부와 영업부문 간의 갈등이 대표적인 예이다. 다음의 라인과 스텝의 갈등을 기능적 갈등의 유형으로 분류하고 있는 학자도 있다(이상수 외, 1998)

③ 라인－스텝 갈등(line-staff conflict): 실무 라인부서와 전문스텝 관리부서 간의 갈등으로서 비용통제와 관련하여 기획실장과의 갈등 그리고 인사문제와 관련하여 인사부서와의 갈등을 예로 들 수 있다.

④ 공식조직과 비공식조직 간의 갈등(formal-informal conflict): 공식조직과 비공식조직 간의 갈등으로서 조직체목적과 자생적 집단의 규범과의 갈등이 이에 해당한다.

윤우곤(1989)은 집단 사이에 발생하는 갈등을 각 계층집단 간의 갈등(최고관리층과 중간관리층, 중간관리층과 하위관리층), 각 기능집단 간의 갈등(생산부서와 연구부서), 계선조직과 막료조직 간의 갈등, 공식적 집단과 비공식적 집단의 갈등으로 분류하였다. 오석홍(1990)은 개인 간의 갈등, 개인과 집단 사이의 갈등, 집단 간의 갈등, 개인과 조직 사이의 갈등 및 조직과 집단 사이의 갈등으로 분류하고 있다.

그리고 어느 한 학자를 대표로 하여 분류할 수는 없지만 동일하지 않은 시기에 여러 학자들이 수직적 갈등과 수평적 갈등을 다루고 있다. 이상수 외(1998)는 집단 간의 갈등을 형태별 유형과 원인별 유형으로 구분하고 수직적 갈등과 수평적 갈등을 형태별 유형의 범주에 포함하고 있다.

수직적 갈등은 조직계층 간에 발생하는 갈등으로서 그 원인은 여러 가지 있을 수 있으나 주로 상위부서가 하위부서의 자유재량권에 지나치게 통제력을 발휘하는 과정에서 생긴다. 상하급자의 갈등의 구체적인 형태를 제시하면 다음과 같이 크게 세 가지 형태로 분류할 수 있다.

① 상황에 대한 인식의 차이에 의한 갈등: Renwick(1975)는 상급자들은 기업의 목표를 보다 장기적이고 포괄적인 관점에서 보며, 하급자는 상급자들보다 많은 기술적 정보나 노하우를 가지고 있기 때문에 현실감각이 뚜렷하고 문제인식에 대해 더욱 민감하여 양자 간에 차이가 존재한다는 것을 밝혔다.

② 정보, 지식, 자원, 권력, 직위의 차이에 의한 갈등: 상급자는 제 자원이나 권력을 통하여 하급자를 통제하려 하며 하급자는 제한된 범위 내에서 제 자원을 획득하려는 과정에서 갈등이 발생한다.

③ 상하급자 구성원 간의 이질적인 구성에 의한 갈등: 저연령의 상급자와 고연령의 하급자 간의 갈등, 저학력의 상급자와 고학력의 하급자 간의 갈등, 여자상급자와 남자하급자 간의 갈등, 공채모집 하급자와 특채모집 상급자 간의 갈등 등이 이에 해당한다.

수평적 갈등은 기능별, 부서별로 목표의 차이나, 역할수행과정에서의 업무과시와 책임전가 혹은 부서 간의 보상 차이에서 나타날 수 있다. 라인과 스텝의 갈등도 수평적 갈등의 한 예로 볼 수 있으며, 남녀사원 간의 갈등도 이에 해당된다(박운성, 1998; 이상수 외, 1998).

라. 갈등의 발생원인

갈등의 원인은 갈등의 유형만큼이나 다양하다. 일반적으로는 자원의 희소성으로 인해 조직 구성원 간 자원의 분배에서 갈등이 나타나게 되고 두 부서가 동시에 도달할 수 없는 목표를 향하고 있을 때 갈등이 나타난다고는 하나, 갈등의 원인을 제시한 여러 학자들의 의견 중 집단 내 갈등의 발생원인을 포함하고 있는 것을 중심으로 학자별, 연도별 그리고 선행연구에서 나타난 결과를 고찰한다.

Simon과 March(1958)는 크게 개인적 갈등원인과 복수의사 주체 간의 갈등원인으로 구분하고 있으며, 전자의 갈등원인으로 비수락성(의사결정자가 대안들의 성격이나 결과를 알고 있으나 어떤 대안도 의사결정자를 만족시켜 주지 못할 경우), 비비교성(의사결정자가 각 대안들의 성격이나 결과를 알고는 있으나 대안들을 비교해본 결과 어느 것이 가장 좋은 것인지 판단할 수 없을 경우), 불확실성(의사결정자가 대안의 결과를 알 수 없는 경우)이 갈등의 원인이라 하였다. 그리고 복수의사 주체 간의 갈등의 원인으로는 다음의 경우를 들고 있다.

① 목표와 이해관계의 차이: 둘 이상의 서로 다른 행동주체가 양립될 수 없는 목표를 동시에 추구할 때 생기는 갈등으로, 서로 다른 조직이나 집단 간에 뿐만 아니라 동일한 조직 내에서도 각 부처 간의 목표나 이해관계가 다를 때에는 갈등이 발생한다는 것이다.

② 의사소통의 장애: 의사결정의 과정에서 집단 간에 정보의 교환이나 의사소통이 충분히 이루어지지 못할 경우에 발생하는 갈등이다.

③ 공동결정의 필요성: 어떤 조직이나 집단이든 한정된 자원을 공동으로 분배하여 사용하고 시간계획을 작성하기 위해서 공동의사결정을 하여야 할 때 집단 간에 빚어지는 갈등이다.

④ 지위의 부조화: 계층구조를 이루고 있는 조직에서, 같은 동료 혹은 후배가 상사로 승진하는 경우라든가 지위가 높은 데도 불구하고 업무나 기술적인 능력 면에서 부하의 지시를 받게 되는 경우와 같은 지위부조화가 갈등을 야기한다.

Litterer(1968)는 갈등의 원인으로 ① 양립이 곤란한 복수적인 목표의 제시, ② 목표달성에 공헌할 수단으로서의 자원 부족과 배분의 곤란, ③

직위 상호간의 부조화 및 인식의 다양성어 기인하는 태도의 복잡성을 갈등의 원인으로 제시하였다. Hellriegel과 Slocum(1974)은 ① 업무의 상호의존성, ② 불균형적인 종속성, ③ 양립ｚ인 업무기준 및 보상, ④ 부서 간의 차별성, ⑤ 공동자원의 배분을 갈등의 원인이라 하였고, Filley(1975)는 ① 모호한 책임영역, ② 이해상충, ③ 의사소통의 장애, ④ 상호의존성, ⑤ 권위의 불균형, ⑥ 의견불일치, ⑦ 행등의 규제, ⑧ 해결되지 않은 선행갈등이 갈등의 발생원인이라 하였다. Thomas와 Schmit(1976)는 ① 오해, ② 퍼스낼리티 간의 충돌, ③ 가치와 목표의 차이, ④ 표준성과, ⑤ 작업방법의 차이, ⑥ 책임문제, ⑦ 협동의 부족, ⑧ 권위문제, ⑨ 욕구좌절과 신경과민, ⑩ 제한된 자원에 대한 경쟁, ⑪ 규칙과 정책의 불복종을 갈등의 발생원인으로 보았으며, Lanford(1981)는 ① 상호의존성, ② 불균형, ③ 보상, ④ 조직상의 차이, ⑤ 역할불만, ⑥ 모호성, ⑦ 공동자원, ⑧ 의사소통의 장애, ⑨ 개인적인 기술 및 특성을 갈등의 원인으로 제시하였다.

이상수 외(1998)는 집단 간 갈등의 원인으로 ① 한정된 자원과 활동시간에 대한 상호의존성, ② 개인적 목표의 차이와 조직목표의 주관적인 해석, ③ 의사소통문제에 기인하는 지각의 차이를 기술하고 있다.

마. 갈등이 조직에 미치는 영향

갈등이 조직에 미치는 영향 중 집단관계에 미치는 영향은 집단 내의 영향과 집단 간의 영향으로 구분할 수 있다(신유근, 1987; 박운성, 1998; 이상수 외, 1998).

1) 집단 내의 영향

① 응집력의 증가 · 집단 충성심의 증가: 외부적 위협이 있게 되면 집단의 지위와 성원의 긍지에 대한 공동의 위협으로 간주되어 집단성원 간의 응집력이 강화된다. 이런 응집력이 증가됨에 따라 개인차는 무시하게 되고, 집단은 구성원들에게 더욱 매력적이고 중요하게 되며 집단에 대한 충성심도 증가하게 된다.

② 집단의 과업지향성 강화: 다른 집단의 도전을 이기고 대처하는 데 관심이 모아질수록 집단은 더욱 과업지향적이 된다.

③ 리더십의 전제화 · 독재적 리더의 등장: 위기상황은 전제적 방법을 용인할 뿐만 아니라 강력하고 능동적이 되며 통제적인 리더십에 대한 요구를 증대시킨다. 즉 집단 간의 갈등이 심화되어 외부로부터 극도의 위협감을 느끼게 되는 경우 구성원들은 민주적이고 방임적인 리더십을 포기하고 도리어 강력한 리더십을 요구하게 된다.

④ 조직과 구조의 엄격화: 전제주의가 더욱 표면화되고 과업달성에 대한 관심이 고조됨으로써 모든 것이 엄격해진다. 규칙이 제정되고 강화되며 의사결정은 더욱 구조화되고 집권화된다. 책임할당은 더욱 분명히 이루어지고 개인의 노력은 감독 · 통제된다.

⑤ 통일성의 강조: 갈등에 의해 발생된 위협과 단결력의 증가로 구성원은 자기집단에 대한 충성심과 동조성을 나타내도록 기대된다. 이탈적인 행동은 허용되지 못하며 적대 집단 구성원과 가깝다는 것은 의심을 받는다. 그리고 집단에 대한 개인적 희생은 크게 보상받는다.

2) 집단 간의 영향

① 적대감과 부정적인 태도의 증가: 상대의 경쟁집단에 대한 적대감과 부정적 시각이 증대된다. 따라서 약점을 찾아 공격하게 되고, 왜곡된

지각을 갖게 된다.

② 부정적인 편견적 태도의 증가: 상대방 집단에 대한 경직된 편견이
늘어난다. 따라서 자기집단은 전혀 잘못이 없고 상대의 경쟁집단은 모두
잘못이라는 생각이 든다.

③ 집단 간 의사소통의 감소: 갈등이 늘어날수록 집단 간의 의사소통
은 줄어들게 된다. 심지어는 다른 집단과 의사소통하는 것은 자기집단의
응집성을 강화하는 데 위배가 된다고 생각되어지고 의심까지 받게 된다.

④ 타 집단활동에 대한 엄격한 감시: 상대집단의 활동에 대한 감시가
늘어나 상대집단의 성과를 평가하는 것뿐만 아니라 부정적인 태도를 확
인시켜 주려 하게 된다.

4. 조직몰입

가. 조직유효성의 개념과 변인

조직은 나름대로의 목표를 가지고 있으며 조직구성원의 활동은 조직
의 목표달성을 지향하고 있다. 따라서 조직의 관심은 조직목표를 어느
정도 달성했는가에 대한 평가에 있으며, 이러한 조직의 목표달성 정도를
나타내는 개념이 조직유효성이다. 양가현(1992)은 조직유효성을 조직유
지와 적응기능을 수행하는 정도로 보았고, 강정대(1992)는 조직이 다양
한 목표(이익, 생산성, 구성원만족, 고객만족, 재무안정 등)를 실현할 수
있는 능력 및 변화하는 환경에 적응·생존할 수 있는 능력이라고 하였
다. 그리고 양창삼(1994)은 단기 - 장기목표의 달성도(Robbins, 1990)라고
하였고, Daft와 Steers는 조직이 그 목적을 달성하는 정도로서, 공식 목
표보다는 운영목표(operative goals), 즉 수익성, 생산성, 종업원 복지, 고

객만족과 연관되는 개념이라고 하였다. 그리고 최만기(1994)는 조직을 어떻게 정의하고 어떤 관점에서 보느냐에 따라 조직유효성의 정의가 다음과 같이 달라진다고 하였다. 조직을 합리적인 공통의 목적을 달성하기 위한 2인 이상의 협동체제로 규정할 경우, 조직유효성은 합리적 공동목표의 달성 정도라는 관점에서 정의될 수 있다. 그러나 조직을 환경에 적응하는 개방체제적인 관점에서 보면, 조직유효성은 주로 환경에 대한 적응능력이나 조직의 생존능력이 되나, 폐쇄체제적인 관점에서 주로 조직 내부의 안정성에 초점을 맞추는 경우에는, 체제유지나 보존이 유효성의 기준이 되며, 또한 인간관계론적인 측면에서 보면 근로자 만족, 응집성, 사기, 조직몰입 등이 조직유효성을 가늠하는 척도가 된다는 것이다.

이러한 조직유효성과 유사한 개념으로 효율성(혹은 능률, efficiency)의 개념이 사용되고 있다. 효율성이란 어떤 성과달성을 위해 소요된 투입량과 투입단위당 성과와의 비(比)를 의미하고, 유효성은 이미 설정된 목표의 달성 정도를 의미한다고 하였다. 또한 그는 조직의 달성되어야 할 목표는 질, 양, 시간 및 비용의 관점에서 검토되어야 하는데, 이 네 요소가 다 포함된 목표달성 정도는 유효성이고, 이러한 목표달성을 위해 투입된 각 요소에 대한 성과의 비(比)는 효율성이라고 하였다(신유근, 1992). 그리고 강정대(1992)는 유효성과 효율성 사이에는 다소의 개념 차이가 있지만 상호 배타적인 개념이 아니라 상호 보완적인 것으로, 조직이 계속 유지·존속하면서 성장하기 위해서는 조직의 유효성과 효율성(혹은 능률)이 동시에 이루어져야 한다고 하였다.

이러한 관점에서 볼 때 유효성과 효율성은 상호 보완적인 개념으로서, 유효성이 효율성보다 더 포괄적인 개념이라고 할 수 있다. 이와 같이 조직유효성은 복잡하고 포괄적인 개념으로 그 접근방법에 따라 다양하게 정의될 수 있으나, 조직의 다양한 목표를 달성하는 능력이나 그 정도라고 볼 수 있다.

이 조직유효성 측정은 주로 조직의 생산성 및 이윤과 같은 일반적인 관점에서 이루어졌으나, 오늘날 조직의 활동이 복잡해지고 외부환경과의 상호작용이 활발해짐에 따라, 조직유효성 측정을 위한 기준이 다양해졌고 이에 대한 측정도 어려워지게 되었으며, 특히 조직의 목표가 연속적이거나 조직의 산출물이 유형적 물질이 아닐 경우에 조직유효성의 측정은 매우 어려운 일이다(강정대, 1992: 신유근, 1992). 조직의 목표가 다르면 유효성의 성격과 변수가 달라질 수 있으며, 똑같은 조직목표도 조직의 내부압력이나 조직의 외부환경 요인에 따라 변화될 수 있기 때문에 더욱 그렇다. 기술의 발전, 문화적 변화, 정치·법률적 변화, 경제적 변화 등과 같은 환경의 변화와, 최고관리자의 변화나 전략상의 변화 등과 같은 내부의 변화로 조직의 목표에 따라 달라질 수 있으며, 이러한 조직목표의 변화에 따라 유효성의 성격과 변인이 달라지게 된다(김종재, 1991).

Campbell(1977)은 조직의 유효성이나 성과에 관한 다양한 기존의 연구를 분석하였는데, 조직유효성은 여러 지표에 의해 측정될 수 있으며, 그 가운데 자주 사용되는 30개의 지표를 제시하였다. 이들 지표들은 재무적 특성, 행동적 특성, 관리적 특성을 반영한 자료로 분류된다(최만기, 1994). 재무적 지표는 생산성, 수익성, 안정성 및 성장성 등이고, 구성원의 행동지표는 직무만족, 조직몰입, 이직, 사기, 동기부여 및 참여 등이며, 관리적 지표는 통제, 계획과 목표설정, 환경의 활용, 관리기술 및 교육·훈련 등이다. 이들 지표들 가운데서 행동지표는 조직문화에 의해 생성된 직접적인 유효성 지표로 간주되어 많은 연구에서 사용되어 왔다.

나. 조직몰입

조직을 효율적으로 관리하기 위해서는 조직구성원의 개인목표와 조직목표를 통합시켜서 조직의 유효성을 제고해야 하므로, 조직구성원의 조직에 대한 태도를 나타내는 조직몰입은 많은 연구의 관심사가 되어 왔다

(김병창, 1992). 조직몰입은 자기가 속한 조직에 대해 동일시, 몰입, 일체감, 애착심을 나타내는 것으로서, 조직이 추구하는 목표나 가치에 대한 강한 신뢰와 수용, 조직을 위해 애쓰려는 의사, 조직구성원으로 남아 있으려는 의지를 말한다(양창삼, 1994). Buchanan(1974)은 조직몰입을 수단적 가치와는 상관없이 조직의 목표와 가치, 이와 관련된 자기의 역할, 그리고 조직에 대한 정서적 애착심이라고 정의하였고, Mowday 등 (1979)은 조직의 목표와 가치에 대한 강한 신뢰 및 애착, 조직을 위해 상당한 노력을 기꺼이 바치겠다는 헌신과 충성의사, 조직의 구성원으로 남아 있으려는 강한 욕구 등의 세 가지 측면을 지니는 개념으로 보았다.

이와 같이 조직몰입에 대한 개념의 정의는 학자들 간에 다소의 차이가 있으나, 대체로 조직몰입이란 조직에 대한 개인의 감정을 반영하는 포괄적인 개념이라고 볼 수 있다. 조직몰입이 조직에 대한 구성원의 태도라는 점에서 직무만족과 유사한 개념으로 보이나, 이들 두 개념은 다음과 같은 차이점을 보이고 있다(신유근, 1986).

첫째, 직무만족은 직무나 직무의 어떤 측면에 대한 반응만을 의미하나, 조직몰입은 조직 전체에 대한 조직구성원의 감정을 반영한다는 점에서 보다 포괄적인 개념이다.

둘째, 직무만족의 수준은 직무환경의 변화에 따라 쉽게 변화할 수 있으나, 조직몰입은 쉽게 변화하지 않는다.

셋째, 직무만족이 일시적인 차원의 것으로서 당면한 욕구충족의 반응으로 볼 수 있는 데 비해, 조직몰입은 장기적·발전적 현상으로서 조직구성원의 조직 내 근속연한과 관련되어 있다.

이러한 조직몰입은 조직구성원들을 조직에 남아 있도록 하는 것과 조직의 성과를 증대시키려는 노력의 일환으로 연구되어 왔다. 최근의 연구에서 조직몰입은 직무만족보다 조직의 성과, 이직 등의 조직상황에 대한 예측력이 높다는 점에서 많은 관심을 받고 있다. 즉, 조직몰입이 높은 구성원은 조직활동에 적극적으로 참여하고 결근도 하지 않으며, 조직에 남아 있으려는 욕망이 크고 조직목표 달성에 계속 기여하려 하며, 조직을 위해 더욱 노력을 기울이는 것으로 밝혀졌다(김병창, 1992; Porter, Steers & Mowday, 1974). 조직문화와 조직유효성의 관계를 규명하는 국내연구에서도 조직몰입은 조직유효성 변인으로 가장 많이 사용되어 왔다(김영조, 1994; 김원석, 1991; 박상언 외, 1995; 서인덕, 1986; 안춘식 외, 1991; 정준교 외, 1996; 최만기, 1994). 이상의 결과를 종합해 볼 때, 조직몰입은 병원조직의 유효성을 평가하는 적절한 변인이라고 볼 수 있다.

5. 조직구조, 조직문화, 조직갈등 및 조직몰입의 관계

조직구조, 조직문화, 조직갈등 및 조직몰입의 상호관계를 종합적으로 이해할 수 있는 문헌이나 선행된 연구가 없어, 4요인 중 2요인 간의 관계를 중심으로 고찰한다. 먼저 조직구조와 조직문화의 관계를 보면, 조직설계에 의한 조직구조가 잘 되었다고 하더라도 조직구성원들의 공유하고 있는 문화가 잘못 되어 있으면 그 조직은 기능을 제대로 발휘할 수가 없기 때문에 조직설계가 조직문화와 상호 적합한 관계를 이루어야 한다. 즉, 조직구조가 개편되었다고 하더라도 과거에 집착하는 보수주의적 사고방식과 행동양식이 그대로 남아 있으면 효과적 실행은 기대하기 어려운 것인바, 조직이 극심한 환경의 변화에 대응하여 효과적으로 변신하기 위해서는 조직구조에 맞는 새로운 행동양식, 사고방식 및 가치관의 뒷받침이 반드시 필요한 것이다(김인수, 1999). 또 다른 측면으로 조직구조와 조직문화의 관계를 보면, 흔히 조직문화의 가장 대표적인 요인으로 7S모형이 있는데(이학종, 1991; 김성국, 1998), 그중의 하나가 조직구조(Structure)이다. 즉, 조직의 전략을 수행하는 데 필요한 틀로서 조직구조와 직무설계, 권한관계와 방침규정 등 구성원들의 역할과 그들 상호간

46

의 관계를 지배하는 조직구조가 조직문화의 공식요소라는 것이다.

이 조직구조는 갈등과도 깊은 관계가 있다. 많은 갈등이 조직구조 자체의 문제에서 발생하며, 조직구조를 진단하는 데 조직의 갈등 정도가 유용한 정보를 제공할 수 있고 조직의 갈등을 해결하는데 조직구조의 변화가 구체적인 대안이 될 수 있기 때문이다. 즉, 조직구조와 조직구조내의 조직 갈등은 불가분의 관계로 이해된다. 선행 연구결과를 근간으로 할 때에도 갈등의 발생원인에 조직구조상의 문제를 지적하고 있는 학자가 다수 있으며(Robbins, 1974; Lanford, 1981; 김재수 외, 1998 et al), 더욱이 갈등의 해결방안에서는 Litterer(1965), 이종익(1983), 신유근(1987), 송광한(1995), West와 Anderson(1996), 박운성(1998), 이상수 외(1998) 등이 조직구조의 개선을 갈등의 해결방안으로 제안하고 있다. Robbins(1974)는 갈등의 발생원인으로 의사소통, 구조 및 개인의 행동요인으로 구분하여 제시하며, 조직구조상의 갈등원인으로 규모, 관료적 특성, 조직구성원들의 근속기간 및 감독의 유형을 포함하였다. 즉, 조직규모가 커지면 감독수준이 증가하고 감독수준의 증가가 갈등을 조장하는 원인이 된다는 것이고, 업무의 정형화, 전문화, 표준화를 관료제의 일반적 특성으로 보며 정형화가 덜 된 조직은 불확실성으로 인하여 갈등가능성이 증가한다고 하였다. 그리고 조직설계의 결과로 나타나는 조직의 의사결정과정에 참여도가 높아지면 일반적으로는 갈등이 감소한다고 보나, 목표와 가치에 대한 불일치와 이해갈등으로 대립된 두 집단은 오히려 참여과정에서 갈등이 심화된다고 하였다. 이 밖에도 조직구조상의 모호한 책임영역 구분과 조직상의 차이가 갈등을 야기한다는 주장이 있으며(Filley, 1975; Lanford, 1981), 갈등이 발생되면 조직구조의 엄격화 즉, 전제주의가 더욱 표면화되고 과업달성에 대한 관심이 고조됨으로써 모든 것이 엄격해지고, 규칙이 제정되고 강화되며 의사결정은 더욱 구조화되고 집권화되며, 책임할당이 더욱 분명히 이루어지고 개인의 노력은 감독·통제되는 조직상의 변화가 야기된다(신유근, 1987; 박운성, 1998; 이상수 외, 1998).

그리고 이 갈등은 조직문화와도 밀접한 관계가 있다. 왜냐하면, 조직
문화가 조직갈등에 영향을 미치기 때문이다. 즉, 기능부서별, 계층별 하
위문화가 존재하는 것은 자연스러운 현상이지만 모든 하위문화를 통합해
주는 기업의 공통문화가 존재하지 않는 경우에는 문화적 특성의 차이로
인하여 심각한 조직갈등이 발생하게 된다는 것이다(김인수, 1999). 또한
갈등은 조직성과 범주의 하나인 조직몰입과도 밀접한 관계가 있다. 왜냐
하면, 갈등은 관리 방법에 따라 조직의 성과에 적극적이거나 부정적인
영향을 미치는바, 모든 조직에는 성과의 적극적이고 순기능적인 영향을
줄 수 있는 최적수준의 갈등이 있기 때문이다(표 3). 갈등이 매우 적으
면 성과에 방해가 되며, 그와 같은 상황에서는 혁신과 변화가 어렵고 변
화에 적응하기가 어렵게 될 뿐만 아니라 낮은 수준의 갈등이 계속되면
조직의 생존이 어렵게 되는 반면 갈등수준이 매우 높으면 혼란이 생겨
조직의 생존을 위협하는 요인으로도 작용할 수 있다(박운성, 1998).

표 3. 집단 간 갈등과 조직성과의 관계

집단 간 갈등의 수준	조직에 미치는 영향		조직성과 의 수준
	기능	내용	
낮거나 없음	역기능	환경변화에 느린 적응, 적은 도전, 아이디어에 대한 적은 자극, 무관심, 정체	낮음
최적	순기능	목표를 향한 적극적 이동, 혁신과 변화 문제해 결 추구, 환경변화에 신속한 반응과 창조성	높음
높음	순기능	분열, 파괴, 활동의 방해, 협조가 어려움, 혼란	낮음

자료: Gibson et al, 1982

Campbell(1977)은 조직의 유효성이나 성과에 관한 다양한 기존의 연
구를 분석하여 조직유효성은 여러 지표에 의해 측정될 수 있음을 제시한
바 있다. 이들 지표들은 재무적 특성, 행동적 특성, 관리적 특성을 반영

한 자료로 분류되는데(최만기, 1994), 조직몰입이 행동지표의 하나이며, 행동지표는 조직문화에 의해 생성된 직접적인 유효성 지표로 간주되고 있으며, 실제 행동지표 중에서 조직문화와 조직몰입의 관계에 대한 많은 연구가 있었다(김영조, 1994; 김원석, 1991; 민승기 외, 1994; 박상언 외, 1995; 서인덕, 1986; 양가현, 1992; 장금성 외, 1996; 정인숙, 1993; 정준교 외, 1996; 최만기, 1994).

Ⅲ. 연구방법

1. 연구대상 및 자료수집 방법

국내 278개 종합병원을 설립구분별로 구분하면, 의료법인 85개 (30.6%), 개인 50개(18.0%), 학교법인 61개(21.9%), 국공립병원이 35개 (12.6%), 재단법인 23개(8.3%), 특수법인 21개(7.5%), 사회복지법인 2개 (0.7%), 사단법인 1개((0.3%)로 분류된다(대한병원협회, 2001). 이 연구 에서는 개설자가 개인이나 국가, 지방자치단체가 아니며 정부투자기관관 리기본법의 규정에 의하여 설립된 병원이 아닌 의료법인, 학교법인, 재단 법인, 사회복지법인 중 경인지역에 개설되어 있는 6개 병원을 연구대상 으로 선정하였다(표 4).

설문조사의 대상은 해당병원에서 1년 이상 계속 근무를 하고 있는 자 중 직위분포를 고려하여 선정하였으며, 직종에 있어서는 병원조직의 요 인보다 고도의 전문성에 의존한 개인적 요인에 많은 영향을 받고 있는 의사직을 제외한 간호직, 사무직 및 의료기술직을 대상으로 하였다.

표 4. 연구대상병원의 설문조사 현황

병원구분	설립년도	설립구분	병상수	설문배부수	응답자수	회수율
A병원	1995	의료법인	702	250	192	76.8
B병원	1995	의료법인	611	250	193	77.2
C병원	1989	재단법인	2,200	250	218	87.2
D병원	1994	사회복지법인	1,263	250	215	86.0
E병원	1983	학교법인	762	250	166	66.4
F병원	1980	학교법인	834	250	183	73.2

조사는 대상병원의 직종별(간호직, 사무직, 의료기술직) 간부의 협조를 구하여 설문지를 배포하고 48시간 이내에 자기기입식으로 응답하여 회수하는 방식으로 2001년 4월 11일부터 4월 20일까지의 기간에 실시하였다. 전체 1,500부의 설문을 배부하여 1,197부(79.8%)의 설문이 회수되었으며, 그중 불성실한 설문 30부를 제외한 1,167부(77.8%)를 분석자료로 활용하였다. 병원별 설문회수 현황은 표 4와 같다. 응답자의 일반적 특성을 보면, 성별로는 남자가 488명(41.8%), 여자가 679명(58.2%)이었고, 연령을 3개 그룹으로 구분하여 보면 30~39세가 47.2%로 가장 많았으며 20~29세(39.5%), 40세 이상(13.3%)의 순이었다. 20~29세는 간호직이 가장 많았고, 40세 이상은 사무직이 가장 많았다. 학력은 응답자의 92.5%가 전문대졸 이상의 학력 소지자였으며, 전문대졸이 529명(45.5%)으로 가장 많았고 대졸(39.6%), 고졸(7.6%), 대학원졸 이상(7.4%)의 순이었다. 그리고 응답자의 58.3%가 기혼자였으며 전체적으로 연령이 낮은 간호직의 미혼율이 타 직종에 비하여 높았다. 직위는 평직원이 64.5%였으며 주임급(16.1%), 계장급(12.5%), 과장급(6.0%), 부장급(1.0%)의 순으로 많았고 전체적으로 사무직의 직위가 타 직종에 비하여 높은 편이었다. 현 병원의 근무년수는 전체 응답자의 50.3%가 5~10년이었으며, 5년 미만이 30.8%, 10년 이상이 18.9%였다. 근무기간이 5~10년이 가장 많았던 것은 6개의 연구대상병원 중 3개 병원의 역사가 8년 내외이었던 것과 밀접한 관계가 있는 것으로 보인다.

표 5. 연구대상자의 인구사회학적 특성

구 분		간호직	사무직	의료기술직	계
성별	남자	4(1.0)	220(56.3)	264(67.7)	488(41.8)
	여자	382(99.0)	171(43.7)	126(32.3)	679(58.2)
	계	386(100.0)	391(100.0)	390(100.0)	1,167(100.0)
연령	20-29세	200(51.8)	135(34.6)	126(32.3)	461(39.5)
	30-39세	156(40.4)	185(47.4)	209(53.6)	550(47.2)
	40세 이상	30(7.8)	70(17.9)	55(14.1)	155(13.3)
	계	386(100.0)	390(100.0)	390(100.0)	1,166(100.0)
최종 학력	고졸	3(0.8)	77(19.8)	8(2.1)	88(7.6)
	전문대졸	193(50.1)	140(36.1)	196(50.3)	529(45.5)
	대졸	159(41.3)	148(38.1)	153(39.2)	460(39.6)
	대학원졸 이상	30(7.8)	23(5.9)	33(8.5)	86(7.4)
	계	385(100.0)	388(100.0)	390(100.0)	1,163(100.0)
결혼 상태	미혼	200(51.9)	131(33.9)	147(38.5)	478(41.5)
	기혼	184(47.8)	253(65.5)	235(61.5)	672(58.3)
	계	385(100.0)	386(100.0)	382(100.0)	1,153(100.0)
직위	부장급 이상	1(0.3)	10(2.6)	-	11(1.0)
	과장급	18(4.7)	36(9.3)	15(3.9)	69(6.0)
	계장급	43(11.2)	54(13.9)	47(12.2)	144(12.5)
	주임급	51(13.3)	60(15.4)	75(19.5)	186(16.1)
	평직원	270(70.5)	229(58.9)	247(64.3)	746(64.5)
	계	383(100.0)	389(100.0)	384(100.0)	1,156(100.0)
현 병원 근무년수	5년 미만	130(33.7)	98(25.1)	131(33.7)	359(30.8)
	5-10년 미만	191(49.5)	216(55.4)	179(46.0)	586(50.3)
	10년 이상	65(16.8)	76(19.5)	79(20.3)	220(18.9)
	계	386(100.0)	390(100.0)	389(100.0)	1,165(100.0)

2. 연구도구 및 측정방법

연구도구는 선행연구 및 문헌고찰과 연구과제를 토대로 구조화하여 고안한 설문지로 하였으며, 설문지 구성은 크게 7개 그룹으로 분류하여 73개 문항으로 하였다(표 6). 본 연구에서 선정한 각 변수들의 측정을 위해 이용된 여러 항목들의 신뢰성을 검정하기 위하여 신뢰도분석을 한 결과, Cronbach-α은 조직구조변수가 0.8861, 조직문화변수가 0.8864, 조직 갈등변수가 0.9260, 조직몰입이 0.9301이었다.

그리고 연구도구는 조직구조, 조직문화, 조직갈등, 조직몰입을 측정하기 위한 것으로 다음과 같이 하였다.

가. 조직구조(organizational structure)

병원조직구조의 특성과 문제점을 규명하기 위하여 조직설계원칙(Likert, 1967), 즉 ① 리더십, ② 동기유발, ③ 의사소통, ④ 상호작용, ⑤ 의사결정, ⑥ 목표설정, ⑦ 통제, ⑧ 업무목표과정을 연구변수로 활용하였으며, '전혀 아니다' 1점에서 '매우 그렇다' 5점으로 된 5점 척도로 측정하였다. 설계모형을 기준으로 한 유기적 조직과 기계적 조직의 특성(Robey, 1994: Schermerhorn, 1996), 즉, ① 권한, ② 규칙과 절차, ③ 일의 분할, ④ 관리의 폭, ⑤ 조정의 공식성, ⑥ 상호작용, ⑦ 책임, ⑧ 의사소통을 연구변수로 활용하였으며, 척도를 '-3 ~ +3'까지로 하여 '-3'에 가까울수록 유기적 조직구조, '+3'에 가까울수록 기계적 조직구조로 평가하였다.

나. 조직문화(organizational culture)

조직문화의 유형을 신축성, 질서의 차원과 외부지향, 내부통합의 차원으로 구분하여 인적자원문화, 개방체계문화, 위계서열문화 및 생산중심문화로 구분하고(Quinn, 1991) 문화별 특성, 즉 ① 주요 특성, ② 조직풍토, ③ 성공기준, ④ 관리스타일을 연구변수로 활용하였고, 경영환경에 적합한 조직문화 특성(서성무 외. 1998)을 나타내는 ① 행동지향 정도, ② 환자최우선주의 정도, ③ 조직의 사명에 대한 가치지향 정도, ④ 직무의 솔선수범 정도, ⑤ 경쟁력의 핵심으로서 인력의 가치 정도를 연구변수로 선정하였다. 그리고 문화의 유형과 문화의 특성은 모두 '전혀 아니다' 1점에서 '매우 그렇다' 5점으로 된 5점 척도로 측정하여 각각의 항목에서 점수가 높을수록 문화의 특성을 강하게 인식하는 것으로 판단하였다.

다. 조직갈등(organizational conflict)

계층적 갈등과 기능적 갈등의 특성(Luthans, 1985)을 주요 연구변수로 활용하였다. 계층적 갈등(hierarchical conflict)은 ① 상사의 일방적 명령, ② 상사의 지나친 권위의식, ③ 상사의 공사혼동 업무지시, ④ 상사의 지나친 간섭, ⑤ 상사의 차별대우, ⑥ 상사의 인격적 모독, ⑦ 상사의 업무 비협조, ⑧ 상사의 책임의식 부족, ⑨ 부하의 억지주장, ⑩ 부하의 공사혼동 업무수행, ⑪ 부하의 이기적 행위, ⑫ 부하의 책임회피를 연구변수로 활용하였고, 기능적 갈등(functional conflict)은 ① 목표의 차이, ② 목표의 희생, ③ 자원의 불공정한 배분, ④ 과중한 업무, ⑤ 병원당국의 불공정한 처리, ⑥ 행동과 사고의 차이, ⑦ 자율적 권한의 제한, ⑧ 언행과 태도의 불쾌, ⑨ 일방적 처리, ⑩ 간섭과 강요, ⑪ 역할의 중복과 마찰, ⑫ 상충된 요구를 연구변수로 활용하였으며, 모든 항목을 '전혀 아니다' 1점에서 '매우 그렇다' 5점으로 된 5점 척도로 측정하여 각각의 항목에서 점수가 높을수록 갈등 경험이 많은 것으로 판단하였다.

라. 조직몰입(organizationl commitment)

조직몰입의 척도는 Mowday 등(1979)이 개발한 조직몰입측정도구를 수정 보완하여 이용하였다. 그 내용은 ① 병원발전을 위한 노력, ② 근무하기 좋은 직장이라 전언, ③ 병원에 대한 충성심, ④ 계속근무를 위해 어떤 업무도 수행, ⑤ 유사업무의 경우 다른 병원에 비해 양호, ⑥ 최선을 다해 업무를 수행하도록 격려, ⑦ 상황의 변화에 관계없이 계속근무의지, ⑧ 현 병원입사선택에 만족, ⑨ 계속근무와 나의 이득, ⑩ 병원의 정책에 동의, ⑪ 병원의 미래에 대한 관심, ⑫ 일할 수 있는 좋은 직장으로 하였으며, '전혀 아니다' 1점에서 '매우 그렇다' 5점으로 된 5점 척도로 측정하여 각각의 항목에서 점수가 높을수록 조직몰입도가 높은 것으로 판단하였다.

표 6. 설문지 구성 내용

구 분	문항수	문항번호	문항분류기준	내 용
조직구조	16	1~8번	Likert의 조직설계 원칙	리더십, 동기유발, 의사소통, 상호작용, 의사결정, 목표설정, 통제, 업무목표과정
		9~16번	유기적 조직/기계적 조직	권한, 규칙과 절차, 일의 분할, 관리의 폭, 조정의 공식성, 상호작용, 책임, 의사소통
조직문화	21	17~32번	조직문화의 유형	인적자원문화, 개방체계문화, 위계서열문화, 생산중심문화
		33~37번	경영환경에 적합한 조직문화의 특성	행동지향 정도, 환자최우선주의정도, 조직의 사명에 대한 가치지향 정도, 직무의 솔선수범 정도, 인력의 핵심 가치 정도
조직갈등	24	38~49번	기능적 갈등 경험	목표의 차이, 목표의 희생, 자원의 불공정배분, 과중한 업무, 병원당국의 불공정, 행동·사고방식, 권한, 언행 및 태도, 일방적 처리, 간섭과 강요, 역할중복, 상충된 요구
		50~61번	계층적 갈등 경험	상사에 대한 갈등, 부하직원에 대한 갈등
조직몰입	15	62~73번	조직몰입	Mowday의 조직몰입 측정설문
일반사항			인적사항	연령, 성별, 학력, 직종, 직위, 현 병원 근무연월수

3. 분석방법

설문조사자료는 SPSS PC+(Version 10.0)와 AMOS(Analysis of MOment Structure) 4.0 패키지를 이용하여 처리하였다. 먼저, 빈도분석으로 연구변수의 분포를 파악하고, t-test와 분산분석(ANOVA)을 실시하여 인구사회학적 특성별·직종별 조직구조, 조직문화, 조직갈등 및 조직몰입의 차이를 비교하였다.

이 연구에서 직종별로 분석한 것은 종전의 선행연구 대부분이 단일병원의 단일직종 중심이었거나, 복수 이상의 직종이었다고 해도 병원을 대표하는 진료간호부문, 사무부문, 의료기사부문에 대한 비교분석은 제한적이었기 때문이다.

그리고 조직갈등 및 조직몰입에 미치는 영향을 파악하고자 위계적 다중회귀분석(hierarchical multiple regression)을 하였다. 조직갈등에 대한 회귀분석은 독립변수인 인구사회학적 변수, 조직구조·조직문화 변수를 순차적으로 포함하여 분석하였으며, 조직몰입에 대한 회귀분석은 독립변수인 인구사회학적 변수, 조직구조·조직문화 변수, 조직갈등변수를 순차적으로 포함하여 분석하였다. 그리고 하나의 종속변수만을 갖는 회귀분석으로 해결할 수 없는 변수들의 상호관계를 파악하기 위하여 구조방정식모형 분석(SEM: Structural Equation Model)을 실시하였다. 구조방정식모형 분석절차는 연구모형과 연구가설의 설정(제1단계), 경로도형구축(제2단계), 모형분석 및 모형인정평가(제3단계), 모형의 해석(제4단계), 최종모형의 선택(제5단계)의 단계로 하였다.

1) 제1단계: 연구모형과 연구가설의 개발

연구문제를 파악하고, 연구문제의 현상을 한눈에 알아 볼 수 있고 간명성에 위배되지 않도록 모형을 설정하였으며, 연구모형에 기초하여 연구가설을 설정하였다.

가설 1: 인구사회학적 특성이 조직갈등과 조직몰입에 영향을 미칠 것이다.

가설 2: 조직구조가 조직갈등과 조직몰입에 영향을 미칠 것이다.

    ① 조직구조 설계에 대한 인식이 긍정적일수록 조직갈등이 줄어들고, 조직몰입이 증가할 것이다.

    ② 조직구조 형태를 유기적 조직구조로 인식할수록 조직갈등이 줄어들고, 조직몰입이 증가할 것이다.

가설 3: 조직문화가 조직갈등과 조직몰입에 영향을 미칠 것이다.

    ① 인적자원문화와 개방체계문화에 대한 인식이 강할수록 조직갈등이 줄어들고, 조직몰입이 증가할 것이다.

    ② 위계서열문화와 생산중심문화에 대한 인식이 강할수록 조직갈등이 줄어들고, 조직몰입이 증가할 것이다.

가설 4: 조직갈등이 감소할수록 조직몰입은 증가할 것이다.

2) 제2단계: 경로도형구축

경로도형 구축단계는 구조방정식모형 분석 프로그램을 이용하여 분석을 하기 위한 시작단계로서 자료에 적합한 모형을 전체적인 미적 감각을 가지고 그리는 것으로 Lisrel 표기법을 사용하였다.

3) 제3단계: 모형분석 및 모형인정평가

모형을 분석한 후, 그 모형이 가치 있는 모형으로 받아들여질 수 있는지 여부를 평가하였다. 그리고 절대적합지수(Absolute Fit Measure), 증분적합지수(Incremental Fit Measure), 간명적합지수(Parsimonious Fit Measure)와 같은 모형의 적합성 평가방법 중 본 연구에서는 모델의 전반적인 부합도를 평가하는 지수인 절대적합지수의 적합도 평가지표인 χ

2(카이제곱)을 이용하여 평가하였다. 즉, $\chi2$의 통계치가 크다는 것은 적합도가 나빠 연구모형이 통계적으로 기각될 가능성이 큼을 의미하며, 유의확률(sig.)이 0.05보다 큰 경우에 모형이 모집단 자료에 적합하다는 귀무가설을 채택하게 되는 인정기준을 적용한 것이다.

4) 제4단계: 모형의 해석

모형의 적합도 지수에 의해서 모형의 적합도가 만족하는 모형을 선정한 후 각 추정치에 대한 해석을 하고 결론을 논리적으로 도출하였다.

5) 제5단계: 최종모형선택

제1단계에서부터 제4단계까지를 거쳐 최종모형을 선정하고, 반복측정을 통해서 모형의 타당성 여부를 결정하였다.

Ⅳ. 연구결과

1. 인구사회학적 특성별 조직구조, 조직문화에 대한 인식과 조직갈등 경험 및 조직몰입

인구사회학적인 특성에 따른 조직구조 설계 및 형태, 조직문화유형의 특성에 대한 인식도와 조직갈등 경험 및 조직몰입에 대한 차이를 비교하고자 t-test와 분산분석을 실시하였다(표 7).

1) 조직구조에 대한 인식도

조직구조 설계에 대한 설문에서, 남자가 여자보다, 나이가 많을수록 설계에 대해 긍정적으로 인식하고 있었다. 교육수준에 따라서는 전문대학졸업자가 가장 부정적으로 인식하고 있었으며 학력수준이 높을수록 긍정적으로 응답하였다. 직위별로는 평직원부터 과장급까지 직위가 올라갈수록 조직구조 설계에 대해 긍정적으로 인식하고 있었으며, 병원근무년수가 많을수록 긍정적으로 인식하고 있었다.

조직구조 형태에 대한 설문에서는 모두 기계적인 조직의 특성이 강하다고 인식하고 있었고, 병원근무년수가 5~10년인 응답자가 가장 기계적인 조직구조로 인식하고 있었으며, 그 외의 인구사회학적 변수에 따라서는 통계학적 유의한 차이가 없었다.

2) 조직문화에 대한 인식도

모든 문화유형에서 남자가 여자보다, 그리고 연령이 많을수록 문화의 특성을 강하게 인식하고 있었고, 인적자원문화와 개방체계문화에 대한 인식은 성과 연령에 따라 통계학적으로 유의한 차이가 있었다. 학력의 구분에서는 전문대학졸업자가 가장 인적자원문화와 개방체계문화의 특성에 대한 인식도가 낮았으나 전문대졸을 기준으로 할 때 학력수준이 높을수록 두 문화의 특성에 대한 인식도가 높았다. 그리고 직위가 높을수록 인적자원문화, 개방체계문화 및 생산중심문화의 특성을 강하게 인식하고 있었으며, 5~10년 사이의 병원근무자가 생산중심문화의 특성을 가장 강하게 인식하고 있었다. 경영환경에 적합한 조직문화의 특성에 대한 인식도는 성, 연령, 학력, 직위 및 현 병원근무년수에 따라 통계학적으로 유의한 차이가 있었다.

3) 조직갈등 경험

전체적으로 계층적 갈등보다는 기능적 갈등의 경험이 많았으며, 기능적 갈등은 성, 연령, 직위에 따라 통계학적으로 유의한 경험의 차이가 있었다. 즉, 여자가 남자보다 갈등 경험이 많았고, 연령이 적을수록 갈등 경험이 많았으며, 직위가 낮을수록 갈등 경험이 많았다. 그리고 계층적 갈등은 보통 이하의 경험으로 나타났으나, 성, 직위에 따라 갈등의 경험에 통계학적으로 유의한 차이가 있었다. 즉, 남자가 여자보다 계층적 갈등의 경험이 많았고, 직위가 낮을수록 계층적 갈등 경험이 많았다.

4) 조직몰입

조직몰입은 모든 인구사회학적 변수에서 통계적으로 유의한 차이가 있었다. 성별로는 남자가 여자보다 조직몰입도가 높았으며, 연령이 많을수록·직위가 높을수록·근무년수가 길수록 조직몰입도가 높았다. 학력의 구분에서는 대학원졸 이상 응답자의 조직몰입도가 가장 높았고 그 다음이 고졸, 대졸, 전문대졸의 순이었다.

표 7. 인구사회학적 특성에 따른 조직구조, 조직문화에 대한 인식도와 조직갈등 경험 및 조직몰입의 비교

구 분		조직구조		조직문화					조직갈등		조직몰입
		조직구조설계	조직구조형태	인적자원문화	개방체계문화	위계서열문화	생산중심문화	조직문화적합성	기능적갈등	계층적갈등	
성	남자	3.04	0.40	3.12	3.12	3.18	3.41	3.25	3.01	2.75	3.25
	여자	2.89	0.36	2.94	3.11	3.08	3.38	3.17	3.09	2.72	3.04
	t	3.75*	1.01	4.19**	4.94*	3.54	0.69	2.07*	-2.36**	0.77**	5.35**
연령	20~29세	2.88	0.36	2.96	3.06	3.09	3.34	3.11	3.10	2.73	2.93
	30~39세	2.94	0.40	2.97	3.11	3.12	3.41	3.20	3.07	2.74	3.17
	40세 이상	3.17	0.34	3.31	3.29	3.20	3.46	3.47	2.91	2.72	3.56
	F	11.36**	0.91	16.43**	6.27**	2.89	2.34	17.16**	6.04**	0.04	61.43**
학력	고졸	2.98	0.53	3.06	3.06	3.12	3.28	3.20	3.08	2.81	3.26
	전문대졸	2.89	0.36	2.92	3.03	3.12	3.36	3.13	3.07	2.75	3.03
	대졸	3.00	0.38	3.06	3.20	3.11	3.43	3.25	3.06	2.72	3.16
	대학원졸	3.26	0.31	3.29	3.26	3.20	3.48	3.42	2.96	2.56	3.46
	F	11.57**	1.87	8.08**	6.44**	0.91	2.11	5.76**	0.96	2.53	13.52**
직위	평직원	2.85	0.38	2.92	3.02	3.11	3.33	3.10	3.11	2.79	2.99
	주임급	3.01	0.43	3.03	3.14	3.14	3.40	3.27	3.05	2.68	3.15
	계장급	3.14	0.29	3.19	3.29	3.06	3.49	3.37	2.91	2.65	3.43
	과장급	3.44	0.37	3.52	3.66	3.22	3.77	3.63	2.86	2.54	3.74
	부장급	3.27	0.33	3.43	3.75	3.11	3.80	3.84	2.83	2.38	3.67
	F	19.07**	0.89	15.56**	18.52**	1.50	10.01**	16.46**	6.17**	4.19**	35.40**
현 병원 근무년수	5년 미만	2.86	0.28	2.98	3.05	3.09	3.32	3.11	3.03	2.69	2.97
	5~10년 미만	2.97	0.44	3.00	3.16	3.11	3.47	3.22	3.07	2.74	3.11
	10년 이상	3.03	0.38	3.11	3.11	3.17	3.30	3.31	3.07	2.78	3.44
	F	3.99*	5.71**	2.60	2.71	1.96	8.70**	6.19**	0.79	1.41	37.50**
계		2.95	0.38	3.01	3.11	3.12	3.39	3.20	3.06	2.73	3.13

*: P<0.05 **: P<0.01

2. 직종별 조직구조, 조직문화에 대한 인식과 조직 갈등 경험 및 조직몰입

연구대상자를 간호직·사무직·의료기술직으로 구분하여 조직구조, 조직문화유형의 특성에 대한 인식도와 조직갈등 경험 및 조직몰입의 차이를 비교하기 위하여 분산분석을 실시하였다.

가. 조직구조에 대한 인식도

조직 안에서 발견할 수 있는 행동적 또는 사회적 과정 중 중요한 8가지(리더십, 동기유발, 의사소통, 상호작용, 의사결정, 목표설정, 통제, 업무목표과정) 과정이 잘 이루어질 수 있도록 설계된 조직이 보다 높은 성과를 낼 수 있다는 주장(Likert, 1967)에 근거하여 8개 문항을 직종별로 조사한 결과 표 8과 같다.

3개 직종 모두가 조직설계의 수준을 보통 이하로 인식하고 있었으며, 목표설정 항목에서 직종별 차이가 통계학적으로 유의하였다. 이는 간호직이 다른 직종에 비하여 목표설정과정에서 집단의 참여가 허용되고 있는 결과였다.

항목별 차이를 비교하여 보면, 모든 직종에서 상호작용(상호작용과정이 개방적이며 광범위), 통제(구성원들이 자율적으로 직무에 임하여 문제해결) 및 업무목표과정(업적목표가 높으며, 적극적인 교육훈련으로 인적자원 개발)에 대해서는 보통 이상으로 인식하고 있었으나, 그 외의 항목에 대하여는 보통 이하의 수준으로 인식하고 있었다. 특히, 동기유발(직원들의 다양한 욕구충족이 가능하며, 직원들이 병원과 병원의 목표에 대하여 호의적인 태도), 의사소통(정보가 수직적·수평적으로 왜곡 없이 원활한 흐름) 및 의사결정(의사결정이 집단과정을 통해 병원의 모든 부분에서 형성)에 대하여 매우 부정적으로 인식하고 있었다.

그리고 병원조직구조의 형태를 유기적 조직구조 형태와 기계적 조직구조 형태로 구분하여 조사한 결과, 직종별로 통계학적 유의한 차이가 있고, 전반적으로 기계적 조직구조의 형태로 인식하고 있었으며, 항목별로는 2개의 항목에서 직종별로 통계학적 유의한 차이가 있었다.

그리고 간호직은 3개 항목에서 유기적 조직의 특성이, 5개 항목에서는 기계적 조직의 특성을 보였고, 사무직과 의료기술직은 6개 항목에서 기계적 조직의 특성을 보였으며, 세 직종 모두 관리 폭의 범위와 공식성의 정도는 유기적 조직의 특성으로 인식하고 있었다.

즉, 한 관리자가 관리하는 직원의 수가 많고 관리의 폭이 넓으며(관리 폭의 범위), 의사결정이나 조정・집행이 비공식적이고 개인화된 방식으로 이루어지는(공식성의 정도)유기적 조직의 특성과 권한이 집중되어 있으며(권한의 집중도), 규칙과 절차가 많고 엄격하고(규칙과 절차의 수와 융통성), 일의 분할이 명확하며(직무분할의 명확성), 수직적인 지배복종 관계가 강조되고(지배복종관계), 책임과 권한이 명확하며, 의사소통은 명령과 보고가 주를 이루는 기계적 조직의 특성이었다.

표 8. 직종별 조직구조의 설계와 형태에 대한 특성 인식도

구 분	간호직	사무직	의료기술직	계	F
조직구조설계1)					
리 더 십	2.90±0.79	2.90±0.94	2.92±0.93	2.90±0.89	0.10
동기유발	2.80±0.85	2.81±0.91	2.82±0.95	2.81±0.90	0.06
의사소통	2.87±0.75	2.84±0.83	2.87±0.87	2.86±0.82	0.15
상호작용	3.10±0.82	3.03±0.87	3.02±0.86	3.05±0.85	0.93
의사결정	2.78±0.86	2.80±0.93	2.67±0.88	2.75±0.89	2.51
목표설정	3.03±0.86	2.84±0.88	2.89±0.92	2.92±0.89	4.57*
통 제	3.13±0.86	3.15±0.85	3.17±0.91	3.15±0.87	0.24
업무목표과정	3.19±0.99	3.17±0.92	3.11±1.00	3.16±0.97	0.90
계	2.97±0.64	2.94±0.66	2.93±0.68	2.95±0.66	0.38
조직구조형태2)					
권한의집중도	1.11±1.53	1.25±1.53	1.08±1.68	1.15±1.58	1.35
규칙·절차의 수와 융통성	0.86±1.54	0.82±1.51	0.69±1.56	0.79±1.54	1.36
직무분할의 명확성	$-1.02E-16\pm1.66$	0.17±1.77	0.30±1.77	0.15±1.74	2.88
관리 폭의 범위	-0.85±1.55	-0.23±1.69	-0.54±1.53	-0.54±1.61	15.15**
공식성의 정도	-0.35±1.57	-0.32±1.78	-0.43±1.72	-0.36±1.69	0.45
지배복종관계	0.65±1.51	0.80±1.58	0.74±1.62	0.73±1.57	0.95
책임과 권한의 명확성	0.34±1.59	0.30±1.58	0.37±1.67	0.34±1.61	0.22
의사소통의 정도	0.56±1.53	0.86±1.50	0.88±1.52	0.77±1.52	5.35**
계	0.29±0.65	0.46±0.69	0.39±0.70	0.38±0.68	5.85**

1) 1. 매우부정~5. 매우긍정 2) -3. 유기적 구조~+3. 기계적 구조
*: $P<0.05$ **: $P<0.01$

나. 조직문화에 대한 인식도

신축성과 질서의 차원과 외부지향과 내부통합의 차원으로 구분하여 인적자원문화, 개방체계문화, 위계서열문화 및 생산중심문화의 특성에 대한 인식도를 구분하여 조사한 결과, 세 직종 모두 생산중심문화의 특성

에 대한 인식도가 타 문화보다 높았으며, 인적자원문화에 대한 인식도가 가장 낮았다(표 8). 간호직은 생산중심문화, 개방체계문화, 위계서열문화, 인적자원문화의 특성 순으로 인식하고 있었고, 사무직과 의료기술직은 생산중심문화, 위계서열문화, 개방체계문화, 인적자원문화의 순으로 인식하고 있었다. 이를 다시 문화별·직종별 차이로 비교하여 보면, 인적자원문화와 위계서열문화에 대한 인식도는 사무직에서, 개방체계문화와 생산중심문화에 대한 인식도는 간호직에서, 타 직종에 비하여 상대적으로 높았다. 그리고 직종별 개방체계문화와 위계서열문화에 대한 인식도는 통계학적으로 유의한 차이가 있었다.

표 9. 직종별 조직문화의 유형별 특성 인식도

구 분	간호직	사무직	의료기술직	계	F
인적자원문화	2.98±0.68	3.05±0.72	3.01±0.74	3.01±0.71	1.01
개방체계문화	3.20±0.70	3.06±0.73	3.08±0.72	3.11±0.72	4.44*
위계서열문화	3.05±0.48	3.16±0.45	3.14±0.51	3.12±0.48	6.09**
생산중심문화	3.42±0.65	3.36±0.65	3.39±0.66	3.40±0.65	0.63
계	3.16±0.43	3.16±0.48	3.16±0.46	3.16±0.46	0.01

*: P〈0.05 **: P〈0.01

병원별 경영환경에 적합한 조직문화의 특성에 대한 인식도를 알아보기 위하여 행동지향의 정도, 환자최우선주의 정도, 조직사명에 대한 가치지향 정도, 직무의 솔선수범 정도 및 인력의 핵심가치 정도로 구분된 항목으로 조사한 결과, 간호직의 인식도가 가장 높았고, 사무직이 가장 낮게 인식하고 있었으나, 직종별로 유의한 차이는 없었다. 그리고 직종구분에 관계없이 '병원의 직원들이 환자의 요구를 빨리 파악하고 그에 적극적으로 대처하려는 의식을 가지고 있다'는 환자최우선주의에 대한 인식도가 가장 높았으며, '사람이 경쟁력의 핵심임이 강조되며, 직원들이 갖고 있는 가치를 높이 평가한다'는 인력의 핵심가치 정도가 가장 낮았다(표 10).

표 10. 직종별 조직문화의 특성 인식도

구 분	간호직	사무직	의료기술직	계	F
행동지향 정도	3.47±0.87	3.32±0.87	3.36±0.91	3.38±0.89	2.95
환자최우선주의 정도	3.55±0.90	3.47±0.86	3.52±0.90	3.51±0.88	0.83
조직의 사명에 대한 가치지향 정도	3.14±0.86	3.13±0.89	3.17±0.93	3.14±0.89	0.28
직무의 솔선수범 정도	3.05±0.80	3.03±0.84	3.06±0.84	3.05±0.83	0.12
인력의 핵심가치 정도	3.00±0.86	2.89±0.90	2.88±0.98	2.93±0.91	1.95
계	3.24±0.66	3.16±0.66	3.19±0.71	3.20±0.68	1.28

다. 조직갈등 경험

병원조직의 갈등을 타 부서에 대한 기능적 갈등과 상하 계층 간의 갈
등으로 경험 정도를 조사한 결과, 계층적 갈등 경험보다는 기능적 갈등
경험이 많았다. 항목별 갈등 경험을 비교하여 보면, 모든 직종에서 타 부
서와 목표의 차이, 자원의 불공정 배분, 과중한 업무, 행동과 사고의 차이,
언행과 태도의 불쾌, 역할의 중복과 마찰을 보통 이상으로 경험하였으며,
타 부서가 설정한 목표가 응답자가 근무하고 있는 부서의 뜻과 요구에 어
긋나 느끼는 불만(목표의 희생)과 응답자의 고유 업무처리과정에서 타
부서의 일방적인 처리, 간섭이나 강요에 대한 갈등 경험은 세 직종모두
보통 이하의 수준이었다. 전체적으로 직종별 기능적 갈등 경험은 통계학
적으로 유의한 차이는 없었고, 항목별로는 과중한 업무, 행동사고의 차이,
자율적 권한의 제한, 언행·태도의 불쾌, 역할중복·마찰, 상충된 요구에
대한 갈등 경험이 직종에 따라 통계학적으로 유의한 차이가 있었다.

상사에 대한 계층적 갈등 경험을 일방적 명령, 지나친 권위의식, 공사
를 혼동한 업무지시, 지나친 간섭, 차별대우, 인격적 모독감, 업무 비협조
와 이기적 행위 및 책임의식 부족 측면에서 조사하고, 부하직원에 대한
갈등 경험은 억지주장, 공사를 혼동한 업무수행, 이기적인 행위로 협동심

파괴 및 직무책임의 기피 측면에서 조사한 결과, 모든 직종이 공통적으로 상사의 일방적인 명령과 지나친 권위의식에 대하여 보통 이상의 불쾌감을 경험한 바 있었고 그 외의 갈등 경험은 없었으며, 부하의 책임회피를 제외한 모든 항목에서 직종에 따라 통계학적으로 유의한 차이가 있었다. 전체적으로는 의료기술직, 사무직, 간호직의 순으로 계층적 갈등 경험이 많았으나, 갈등의 정도가 낮아 우려할 정도는 아니었다(표 11).

표 11. 직종별 조직갈등 경험

구 분	간호직	사무직	의료기술직	계	F
기능적 갈등					
목표의 차이	3.17±0.83	3.21±0.84	3.08±0.83	3.15±0.83	2.30
목표의 희생	2.76±0.84	2.90±0.87	2.79±0.90	2.82±0.87	2.96
자원의 불공정배분	3.30±0.92	3.24±0.91	3.30±0.96	3.28±0.93	0.60
과중한 업무	3.45±0.91	3.28±0.92	3.34±0.86	3.35±0.90	3.60*
병원당국의 불공정처리	2.97±0.85	2.93±0.79	3.05±0.82	2.98±0.82	2.14
행동·사고의 차이	3.33±0.79	3.30±0.81	3.15±0.84	3.26±0.82	5.58**
자율적 권한의 제한	2.97±0.87	2.86±0.86	3.05±0.91	2.96±0.88	4.56*
언행·태도의 불쾌	3.48±0.86	3.22±0.95	3.22±0.89	3.31±0.91	10.47**
일방적 처리	2.95±0.84	2.89±0.85	2.92±0.85	2.92±0.84	0.38
간섭과 강요	2.67±0.85	2.65±0.89	2.62±0.92	2.65±0.89	0.44
역할의 중복·마찰	3.15±0.87	3.19±0.88	2.91±0.98	3.08±0.92	10.77**
상충된 요구	2.97±0.80	3.02±0.84	2.86±0.89	2.95±0.84	3.44*
계	3.09±0.56	3.06±0.58	3.02±0.62	3.06±0.59	1.49
계층적 갈등					
상사의 일방적 명령	3.17±0.88	3.18±0.95	3.36±0.90	3.24±0.91	4.97**
상사의 지나친 권위의식	3.03±0.97	3.14±0.99	3.30±0.99	3.16±0.99	7.82**
상사의 공사혼동업무지시	2.71±0.91	2.82±0.97	2.97±0.97	2.84±0.96	7.44**
상사의 지나친 간섭	2.70±0.83	2.66±0.86	2.93±0.89	2.77±0.87	11.04**
상사의 차별대우	2.63±0.91	2.68±0.88	2.89±0.98	2.73±0.93	8.74**
상사의 인격적 모독	2.39±0.92	2.50±0.94	2.70±0.96	2.53±0.95	10.83**
상사의 업무비협조	2.39±0.94	2.63±0.95	2.79±1.00	2.60±0.98	17.40**
상사의 책임의식부족	2.38±0.94	2.66±1.00	2.78±1.03	2.61±1.00	16.95**
부하의 억지주장	2.61±0.91	2.49±0.89	2.68±0.88	2.59±0.90	4.33*
부하의 공사혼동업무수행	2.57±0.86	2.45±0.83	2.65±0.85	2.56±0.85	5.08**
부하의 이기적 행위	2.58±0.88	2.49±0.87	2.72±0.87	2.60±0.88	6.60**
부하의 책임회피	2.56±0.87	2.48±0.85	2.62±0.82	2.55±0.85	2.60
계	2.64±0.64	2.68±0.68	2.87±0.68	2.73±0.67	12.66**

*: P<0.05 **: P<0.01

라. 조직몰입

조직몰입측정 설문을 이용하여 직종 조직몰입의 차이를 조사한 결과,
사무직의 조직몰입도가 가장 높았고, 간호직이 가장 낮았으며, 직종구분
에 따라 통계학적으로 유의한 차이가 있었다. 사무직은 12개의 조직몰입
도 항목 중 2개의 항목, '현재의 상황이 바뀌어도 병원을 떠나지 않을
것'이라는 항목과 '일을 할 수 있는 가장 좋은 직장'이라는 항목을 제외
하고는 모두 보통 이상의 조직몰입이었으며, 의료기술직과 간호직은 각
각 3개의 항목에서 보통 이하의 조직몰입이었다. 그리고 항목별로는 7개
항목에서 직종에 따라 통계학적으로 유의한 차이가 있었다(표 12).

표 12. 직종별 조직몰입

구 분	간호직	사무직	의료기술직	계	F
병원발전을 위한 노력	3.25±0.69	3.35±0.65	3.31±0.69	3.30±0.68	2.16
근무하기 좋은 직장이라 전언	3.04±0.90	3.22±0.91	3.12±0.97	3.13±0.93	3.73*
병원에 대한 충성심	3.09±0.84	3.22±0.84	3.06±0.89	3.12±0.86	3.91*
계속근무를 위해 어떤 업무도 수행	2.87±0.82	3.26±0.88	3.06±0.90	3.06±0.88	19.40**
유사업무의 경우 다른 병원에 비해 양호	3.38±0.91	3.43±0.89	3.27±0.95	3.36±0.92	3.12*
최선을 다해 업무를 수행하도록 격려	3.01±0.85	3.05±0.87	2.93±0.86	3.00±0.86	2.05
상황의 변화에 관계없이 계속근무 의지	2.66±0.90	2.95±0.94	2.75±0.96	2.79±0.94	9.56**
현 병원입사선택에 만족	3.19±0.91	3.33±0.88	3.18±0.92	3.23±0.91	3.40*
계속근무는 나의 이득	3.02±0.83	3.17±0.85	3.10±0.92	3.10±0.87	3.27*
병원의 정책에 동의	3.02±0.78	3.04±0.86	3.03±0.88	3.03±0.84	0.06
병원의 미래에 대한 관심	3.42±0.89	3.54±0.87	3.47±0.93	3.48±0.90	1.91
일할 수 있는 가장 좋은 직장	2.91±0.93	2.97±0.92	2.88±0.97	2.92±0.94	0.82
계	3.07±0.65	3.21±0.63	3.10±0.69	3.13±0.66	4.96**

*: P<0.05 **: P<0.01

3. 조직갈등 및 조직몰입의 관련 요인

가. 조직갈등 관련 요인

조직갈등에 영향을 미치는 요인을 규명하기 위하여 인구사회학적 특성변수와 조직구조 및 조직문화에 대한 변수를 독립변수로 하고 조직갈등을 종속변수로 하여 위계적 다중회귀분석을 하였다(표 13).

인구사회학적 특성변수만을 독립변수로 한 결과에서는 직종(의료기술직)과 근무년수가 유의한 변수로서, 근무기간이 길수록 조직갈등이 증가하였으며 조정결정계수는 0.03이었다.

2단계로 조직구조 및 조직문화에 대한 인식도를 나타내는 변수들을 위 회귀식에 추가하여 분석한 결과, 연구모델의 적합성을 의미하는 조정결정계수가 처음의 0.03에서 0.25로 0.22만큼 증가하여, 독립변수가 종속변수 변이의 25%를 설명하였다. 그러나 회귀계수의 유의성을 보면, 2단계로 추가된 변수인 조직구조설계, 인적자원문화, 개방체계문화, 위계서열문화, 생산중심문화, 건전한 조직문화의 특성은 조직갈등에 영향을 미치는 변수였으나, 1단계에서 유의하였던 의료기술직은 유의하지 않았다. 즉, 근무기간이 길수록, 위계서열문화와 생산중심문화일수록 조직갈등은 증가하였으며, 조직구조설계에 대한 인식이 긍정적일수록, 인적자원문화와 개방체계문화일수록 그리고 경영환경에 적합한 조직문화의 특성을 강하게 인식할수록 조직갈등은 감소하였다.

표 13. 조직갈등에 대한 위계적 다중회귀분석 결과

구 분		1단계		2단계	
		B	S.E.	B	S.E.
성	남자(0＝여자)	-4.12E-02	0.05	2.91E-02	0.04
연령		-3.04E-03	0.01	-8.46E-03	0.01
학력	전문대졸 (0＝고졸)	-2.84E-02	0.07	-8.53E-02	0.06
	대졸	3.81E-02	0.07	-3.33E-02	0.06
	대학원졸	-3.66E-02	0.09	-0.10	0.08
직종	사무직 (0＝간호직)	5.10E-02	0.05	-4.49E-02	0.04
	의료기술직	0.12*	0.05	4.52E-02	0.04
직위	과장급 (0＝부장급이상)	1.28E-02	0.18	-4.80E-03	0.16
	계장급	0.11	0.18	-2.53E-02	0.16
	주임급	0.19	0.18	-1.92E-02	0.16
	평직원	0.28	0.18	1.80E-02	0.16
근무기간		1.16E-03*	0.00	1.56E-03**	0.00
조직구조	설계			-0.17**	0.04
	형태			-8.96E-03	0.02
조직문화	인적자원문화			-0.12**	0.03
	개방체계문화			-9.68E-02**	0.03
	위계서열문화			0.15**	0.03
	생산중심문화			0.12**	0.03
	문화의 적합성			-8.90*	0.04
	constant	2.60**	0.27	3.68**	0.27
	Adj. R2	0.03		0.25	
	F	3.77**		21.24**	

*: p<0.05 **: p<0.01

나. 조직몰입 관련 요인

조직몰입에 영향을 미치는 요인을 규명하기 위하여 인구사회학적 특성변수, 조직구조 및 조직문화에 대한 변수, 조직갈등에 대한 변수를 독립변수로 하고 조직몰입을 종속변수로 하여 위계적 다중회귀분석을 하였다(표 14).

인구사회학적 특성변수만을 독립변수로 한 결과에서는 연령, 학력(전문대졸, 대졸, 대학원졸) 근무기간이 조직몰입에 통계학적으로 유의한 영향을 미치는 변수로 조정결정계수가 0.16이었다. 즉, 연령과 근무기간은 양의 영향관계로 이 두 변수가 증가할수록 조직몰입이 높아졌으며, 고졸을 기준으로 한 학력은 음의 영향관계로 전문대졸, 대졸, 대학원졸 순으로 조직몰입이 낮아졌다.

2단계로 조직구조 및 조직문화에 대한 인식도를 나타내는 변수들을 위 회귀식에 추가하여 분석해 본 결과, 연구모델의 적합성을 의미하는 조정결정계수가 처음의 0.16에서 0.55로 0.39만큼 증가하여, 독립변수가 종속변수 변이의 55%를 설명하였다. 그러나 1단계에서 유의하였던 학력은 유의하지 않았으며, 인구사회학적 특성변수 중 직종(사무직)이 유의한 변수로 추가되었고, 2단계로 추가된 변수 중 조직구조설계, 인적자원문화, 건전한 조직문화의 특성이 유의한 변수였다. 회귀계수의 값으로 보면, 유의한 변수 모두가 양의 영향 관계로 연령과 근무기간이 증가할수록 그리고 간호직을 기준으로 하였을 때 사무직의 조직몰입도가 높았으며, 조직구조설계, 인적자원문화, 경영환경에 적합한 조직문화의 특성을 강하게 인식할수록 조직몰입이 증가하였다.

여기에 3단계로 조직갈등변수를 추가하여 본 결과, 2단계의 모든 영향변수에 계층적 갈등변수가 유의한 영향을 미치는 변수로 추가되어, 계층적 갈등이 많을수록 조직몰입은 감소하는 결과였으며, 조정결정계수는 0.55에서 0.56으로 0.01 증가되었다.

표 14. 조직몰입에 대한 위계적 다중회귀분석 결과

구 분		1단계 B	S.E.	2단계 B	S.E.	3단계 B	S.E.
성	남자(0＝여자)	0.15	0.05	2.25E-02	0.04	2.35E-02	0.04
연령		6.33E-03**	0.00	1.30E-02**	0.00	1.29E-02**	0.01
학력	전문대졸 (0＝고졸)	-0.18*	0.08	-2.28E-02	0.06	-2.86E-02	0.06
	대졸	-0.16*	0.08	-5.80E-02	0.06	-6.34E-02	0.06
	대학원졸	-0.12	0.10	-4.18E-02	0.08	-5.40E-02	0.08
직종	사무직 (0＝간호직)	-4.23E-02	0.06	8.75E-02*	0.04	8.13E-02*	0.04
	의료기술직	-0.11	0.05	-1.19E-02	0.04	-7.68E-03	0.04
직위	과장급 (0＝부장급이상)	0.18	0.20	0.17	0.15	0.18	0.15
	계장급	-0.11	0.20	0.12	0.15	0.12	0.15
	주임급	-0.31	0.20	1.75E-02	0.15	1.79E-02	0.15
	평직원	-0.38	0.21	4.02E-02	0.15	4.63E-02	0.15
근무기간		1.91E-03**	0.00	1.29E-03**	0.00	137E-03**	0.00
조직구조	설계			0.21**	0.03	0.20**	0.03
	형태			-2.29E-02	0.02	-2.26E-03	0.02
조직문화	인적자원문화			0.23**	0.03	0.22**	0.03
	개방체계문화			4.01E-02	0.03	2.98E-02	0.03
	위계서열문화			3.22E-02	0.03	3.84E-02	0.03
	생산중심문화			-4.36E-02	0.02	-3.54E-02	0.02
	문화의 적합성			0.24**	0.03	0.24**	0.03
조직갈등	기능적 갈등					-1.87E-02	0.03
	계층적 갈등					-5.35E-02*	0.02
	constant	3.23**	0.31	0.39	0.26	0.65*	0.28
	Adj. R2	0.16		0.55		0.56	
	F	18.70**		74.83**		68.70**	

*：p<0.05 **：p<0.01

다. 조직갈등 및 조직몰입에 대한 관련 요인들 간의 관계

인구사회학적 변수와 조직구조 변수 및 조직문화유형 변수를 외생변수
(exogenous variable)로 하고 조직갈등은 내생변수이면서 조직몰입에 영향
을 미치는 변수로, 그리고 조직몰입을 최종 내생변수(endogenous variable)
로 하여 변수 간의 관계 모형을 분석하고자 구조방정식모형 분석을 하였다.
다만, 구조방정식모형 분석은 명목척도를 모조변수(Dummy 변수)화하여
사용할 수 없는 제한적 특성을 가지고 있어(Hair, et al, 1998; 김계수,
2001), 인구사회학적 변수로 연령과 현 병원근무년수만을 포함하여 분석하
였으나, 앞의 위계적 다중회귀분석의 결과에서도 인구사회학적 특성 중 연
령과 근무기간이 조직몰입에 영향을 미치는 주요 변수였고 그 외의 인구사
회학적 변수는 유의한 영향을 미치지 않거나 영향의 정도가 작아 특별한 문
제가 없는 것으로 판단된다. 그리고 조직문화는 4개의 문화가 각기 다른 특
성을 가지고 있는바 개별적으로 평가하였고, 갈등은 기능적 갈등과 계층적
갈등을 통합하여 하나의 변수로 하였다. 또한 모형에서 포함된 오차항의 영
향력은 모두 회귀가중치(regression weight)를 1로 고정시켜 모형적합도를
판정하였다. 이 방법은 구조방정식모형 분석에서 실시하는 변형적합방법
중의 하나이기도 하며, 만약 회귀가중치를 일정하게 고정시키지 않았을 경
우 이 연구에서 파악하고자 하는 변수 간의 영향력을 제대로 파악할 수 없
는 결과를 초래할 수 있는 위험부담이 있었기 때문이다.

분석결과 17개의 경로계수 중 4개의 경로계수(조직구조형태→조직갈
등, 조직구조형태→조직몰입, 위계서열문화→조직몰입, 생산중심문화→조
직몰입)를 제외한 13개의 경로계수가 유의하였으며 P값이 0.07로 모형의
적합도 기준에 일치하였다. 즉, 연령이 증가할수록 갈등은 감소하였고 조
직몰입은 증가하였으며, 병원근무기간이 길수록 조직갈등과 조직몰입이
증가되었고, 조직구조 설계에 대한 인식도가 긍정적일수록, 그리고 인적
자원문화와 개방체계문화에 대한 인식도가 높을수록 조직갈등은 줄어들

고, 조직몰입은 증가되었다. 반면 위계서열문화와 생산중심문화에 대한 인식도가 높을수록 조직갈등이 증가하였다. 그리고 조직갈등이 많을수록 조직몰입은 감소하였다(표 15, 그림 3). 그림 3에 나타나 있는 변수들 간의 전체 관계모형을 중심으로 살펴보면, 조직갈등을 감소시키는 변수들의 영향력은 조직구조설계(-0.22), 인적자원문화(-0.19), 개방체계문화(-0.17), 연령(-0.09)의 순이었으며, 조직갈등을 증가시키는 변수들의 영향력은 위계서열문화(0.13), 근무기간(0.13), 생산중심문화(0.12)의 순이었다. 그리고 조직몰입을 증가시키는 변수들의 영향력은 인적자원문화(0.32), 조직구조설계(0.24), 연령(0.16), 근무기간(0.11), 개방체계문화(0.10)의 순이었으며, 조직갈등은 조직몰입에 -0.09의 영향을 미치는 관계였다. 그리고 그림에 나타나 있는 외생변수 간의 상관계수는 표 16과 같다. 그러나 이 상관계수는 표본의 크기에 크게 의존되어 표본의 크기가 커지면 통계적 유의성이 커지는 경향이 있기 때문에 큰 의미를 부여하지 않는 것이 바람직하다(허준 외, 2000).

이 모형의 다중상관치는 조직갈등이 25.1%였으며, 조직몰입이 52.7%였다.

표 15. 조직몰입에 영향을 미치는 요인들의 관계

경　로	Estimate	Standardized Estimate	S. E	P
연　　　령→조직갈등	-0.008	-0.092	0.003	0.012
근 무 기 간→조직갈등	0.001	0.134	0.000	0.000
조직구조설계→조직갈등	-0.182	-0.219	0.034	0.000
조직구조형태→조직갈등	-0.011	-0.013	0.021	0.608
인적자원문화→조직갈등	-0.147	-0.191	0.032	0.000
개방체계문화→조직갈등	-0.132	-0.172	0.031	0.000
위계서열문화→조직갈등	-0.154	0.135	0.030	0.000
생산중심문화→조직갈등	-0.097	0.115	0.025	0.000
연　　　령→조직몰입	0.017	0.158	0.003	0.000
근 무 기 간→조직몰입	0.001	0.114	0.000	0.000
조직구조설계→조직몰입	0.236	0.237	0.033	0.000
조직구조형태→조직몰입	-0.017	-0.018	0.020	0.378
인적자원문화→조직몰입	0.292	0.317	0.031	0.000
개방체계문화→조직몰입	0.095	0.104	0.030	0.001
위계서열문화→조직몰입	0.047	0.034	0.029	0.110
생산중심문화→조직몰입	0.008	0.008	0.024	0.744
조 직 갈 등→조직몰입	-0.104	-0.087	0.028	0.000

그림3. 조직갈등 및 조직몰입에 대한 관련요인들간의 관계

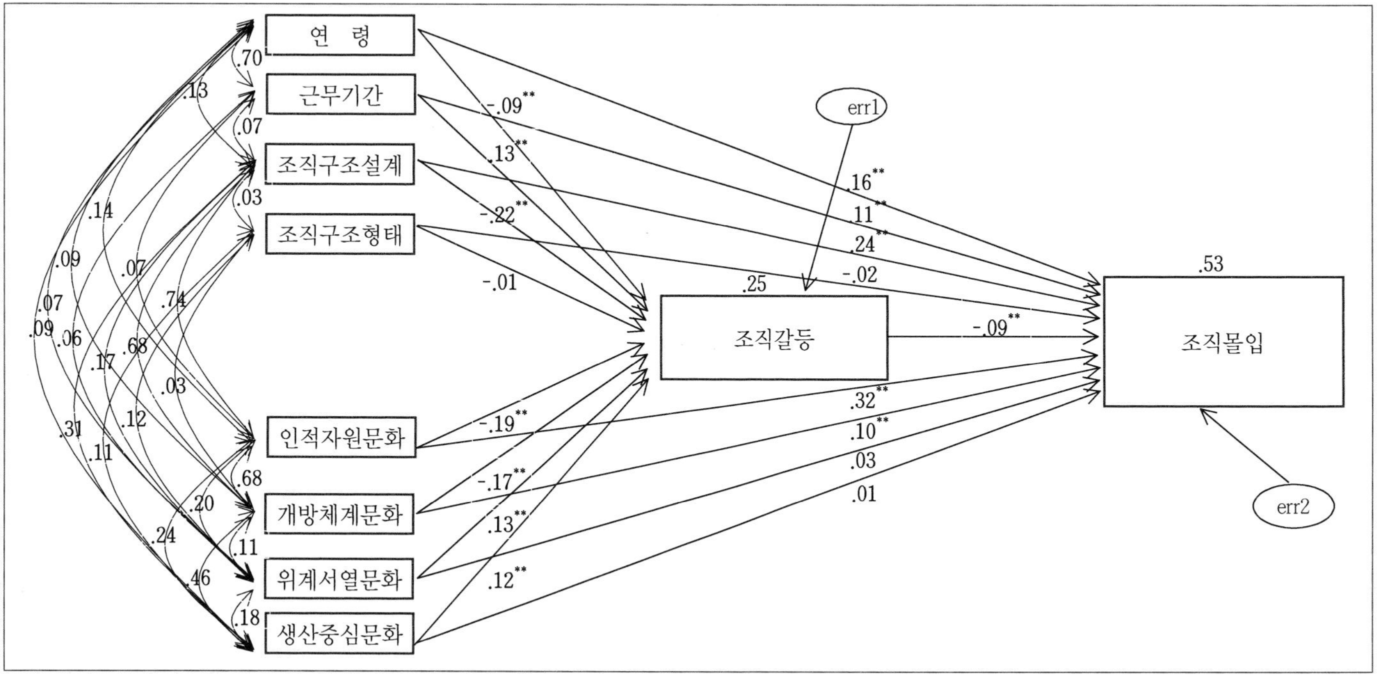

χ2=10.18(df:5),   P=0.070   *:P<0.05, **:P<0.01

표 16. 외생변수 간의 상관관계

변 수 관 계	Estimate
위계서열문화↔생산중심문화	0.186
개방체계문화↔생산중심문화	0.468
개방체계문화↔위계서열문화	0.114
인적자원문화↔생산중심문화	0.243
인적자원문화↔위계서열문화	0.206
인적자원문화↔개방체계문화	0.682
조직구조형태↔생산중심문화	0.116
조직구조형태↔위계서열문화	0.128
조직구조형태↔개방체계문화	0.039
조직구조설계↔생산중심문화	0.317
조직구조설계↔위계서열문화	0.176
조직구조설계↔개방체계문화	0.682
조직구조설계↔인적자원문화	0.745
조직구조설계↔조직구조형태	0.033
근 무 기 간↔위계서열문화	0.068
근 무 기 간↔인적자원문화	0.071
근 무 기 간↔조직구조설계	0.075
생산중심문화↔연 령	0.097
위계서열문화↔연 령	0.075
개방체계문화↔연 령	0.094
인적자원문화↔연 령	0.147
조직구조설계↔연 령	0.133
근 무 기 간↔연 령	0.706

Ⅴ. 고 찰

1. 연구방법에 대한 고찰

본 연구는 단일병원이 아닌 6개의 대형병원(의료법인 병원 2개, 학교법인 병원 2개, 재단법인 병원 1개, 사회복지법인 1개)을 연구대상병원으로 하여 의사직을 제외한 주요 직종인 간호직, 사무직, 의료기술직 직원 1,167부의 설문응답자료를 연구자료로 활용하였으며, 조직구조와 조직문화, 조직갈등, 조직몰입의 특성을 파악할 수 있는 다량의 변수를 73개의 구조화된 설문에 포함하여 연구를 하였을 뿐만 아니라, 연구의 목적을 달성하기 위하여 일 진보된 분석방법을 적용함으로써 종전의 유사 연구와 비교하여 볼 때 연구대상 및 자료나 연구방법에서 선행연구의 제한점을 극복한 연구로 이해된다.

그러나 본 연구의 결과를 일반화하는 데에 다음과 같은 제한적인 사항이 있었다. 먼저, 연구대상 및 자료에 대하여 고찰해 보면, 첫째, 조직에 관련한 변수들의 측정이 객관적인 방법에 의하지 못하고, 조직구성원의 지각된 반응이라는 주관적인 측정방법에 의존함에 따라, 이 연구결과에 대한 이해는 응답자들의 지각수준이 실제상황을 얼마만큼 반영하고 있겠는가에 대한 판단여부에 따라 차이가 있을 수 있다. 또한 5첨 척도에 의한 문항별 설문에 '보통이다(3점)'이라고 응답하는 중앙화현상을 배제할 수 없는 한계가 있었다. 이에 본 연구에서는 이를 보완하기 위해 연구대상의 크기를 크게 하여 조직구성원들의 지각반응이 조직의 특성을 잘 반영할 수 있도록, 그에 따라 연구결과의 객관성을 확보하고자 하였다.

둘째, 연구대상 직종 중 의사직을 포함시키지 못함으로써 병원의 핵심 직종인 의사의 조직구조, 조직문화에 대한 인식도와 조직갈등 및 조직몰입에 대한 반응을 측정하지 못하였다. 그러나 의사직은 병원 내 종사하는 직종 중 전문성이 가장 강하여 조직에 대한 충성도보다 동일 전문가 집단에 대한 충성도가 높고, 개인적 특성이 강하여 조직의 구조적·문화적 요인에 의한 영향을 타 직종에 비하여 상대적으로 적게 받으며, 전체 직종별 구성비율에서도 간호직, 사무직, 의료기술직에 비하여 상대적으로 차지하는 비율이 낮은바, 의사직을 제외하더라도 병원의 조직요인을 이해하는 데 무리가 없다고 본다.

셋째, 사회조사 연구의 일반적인 제약점이지만, 이 연구도 표본의 대표성문제를 다소 안고 있다. 즉, 본 연구에서는 동일한 특성을 가진 병원만을 선정하여 조직요인을 비교한 것이 아니라, 특성이 다를 수 있는 병원을 전체적인 관점에서 비교함에 따라 그 특성의 차이가 연구결과에 투영되었을 가능성이 없지 않다.

그러나 연구대상병원이 일정수준 이상의 위치에 있는 병원군으로 평가받고 있고, 분석자료의 크기를 고려한다면, 본 연구의 결과를 기초로 하여 국내 병원계의 조직요인 현상에 대한 추론을 하는 데에는 무리가 없을 것이다.

다음으로 분석방법에 대하여 고찰해 보면, 본 연구에서 사용된 위계적 다중회귀분석은 독립변수군을 연구모델에서의 인과적 순서에 따라서 순차적으로 회귀식에 포함하여 회귀계수(bs)와 결정계수(R2)의 변화를 분석하는 방법이다. 그러나 본 연구모형에서는 분석모형의 가정에 따른 논리적 흐름에 따른 순서를 설정하여 인구사회학적 변수를 1단계로, 조직구조 및 조직문화변수를 2단계로, 그리고 조직몰입을 종속변수로 하는 분석에서는 조직갈등변수를 3단계로 투입하여 분석하였다. 이는 인구사회학적 변수를 중심으로 하였던 선행연구 결과와의 비교 용이는 물론, 선행연구와는 달리 조직구조에 대한 인식과 조직문화에 인식을 독립변수군으로 하여 그 영향의 정도를 보기 위함이었다. 그리고 본 연구에서 사용한 구조방정식모형 분석방법은 최근 들어 사회과학분야 및 응용통계분야에서 많이 이용되고 있으며, 실무에서는 경영, 마케팅, 심리학, 사회학, 인구통계, 생물, 유전, 교육, 건강 등의 다양한 분야에서 이용되고 있다. 실제로 경영학 분야에서 통합적인 성격이 강한 한국경영학회에서 발행하는 경영연구지에 구조방정식모형 분석을 통해 게재된 논문수를 파악하여 전반적인 인과분석모형의 선호도 추이를 보면, 1998년에 4편(11.4%)에서 1999년에 6편(16.2%), 2000년에 11편으로 전체 게재논문의 21.5%를 차지하고 있으며(김계수, 2001), 최근 보건학 분야에서도 수편의 연구가 수행된 바 있었다.

이 구조방정식모형 분석은 기존의 다른 통계분석방법에서 이용하는 통계자료와 결과의 해석에 차이가 있다. 첫째, 경로계수로 표준화 회귀계수를 사용한다는 것이다. 이미 인과모형에서 표준화 회귀계수(βs)와 회귀계수(bs)를 사용하는 경우에 대해서는 여러 학자들에 의해 논란이 되어왔던바(Duncan, 1975; Namboodiri, Carter, & Blalock, 1975), 어느 하나를 주장할 수는 없겠지만, 표준화 회귀계수를 사용하면 서로 다른 척도로 측정된 변수들 간의 비교가 가능하다는 장점이 있다(Pedhouzur, 1982). 즉, 변수와 변수 간의 βs값은 다른 변수를 통제한 후의 표준계수이기 때문에 다른 변수와의 크기를 비교할 수 있다는 것이다(이용호, 1986). 이에 따라, 이용호(1986)의 경로분석에서도 표준계수의 값과 비슷한 log odds의 상관계수를 이용한 바 있었다. 만약, 이 연구가 통합시계열자료(pooled time-series and cross-section data)를 이용한 panel model을 사용하였거나 그중 간의 비교분석을 모형에 설정하였다면 위의 경로계수문제가 제기될 수 있으나 이 연구의 자료는 통합된 1그룹만을 대상으로 하였기 때문에 표준화 회귀계수는 경로계수로 이용하는 데 무리가 없으리라 본다.

또한 구조방정식 모형이 아닌 경로분석만을 실시할 경우에는 일차적으로 회귀분석을 하여 나타낸 경로모형에서 통계적으로 유의하지 않은 경로를 삭제하고 다시 남아있는 경로를 가지고 다시 회귀분석을 할 경우

당초 회귀식에서 설정하였던 표준화부문회귀계수(βs)들의 크기가 변화할 뿐 아니라 통계적 유의성이 검증결과를 변화시키게 된다. 또한 이렇게 경로가 삭제될 경우에는 삭제된 경로에 서로 연결된 변수들 사이에는 아무런 직접적인 효과가 없다는 의미가 되어버리지만, 구조방정식모형은 유의한 경로계수와 유의하지 않은 경로계수를 일목에 제시하여 각 변수들 간의 관계설정을 명백히 제시할 수 있으며, 모형의 적합도를 평가할 수 있는 장점을 가지고 있는 분석방법이다.

둘째, 유의수준에 대한 결과의 해석상 차이가 있다. 이 연구에서 모형의 적합도 판정 시 이용된 χ^2는 관찰치와 이론모형 간의 공분산행렬의 적합도를 비교평가 때 사용되는 것이다. 이때 영가설은 '관찰치의 공분산 행렬이 이론모형의 공분산행렬과 일치하다'이며, 대립가설은 '관찰치의 공분산 행렬이 다른 행렬을 갖는다'는 것이다. 때문에 χ^2 값이 크면 적합도가 떨어지고, 그 값이 작아지면 좋은 적합의 관계를 나타내는 것으로, 통계학적으로 유의하지 않을 때 모형의 적합 관계가 성립된 것이다 (Dillon & Goldstein, 1984).

본 연구에서 사용된 이 구조방정식모형은 인과분석을 위하여 요인분석과 회귀분석을 발전적으로 결합한 형태로서, 구성개념 간의 이론적인 인과관계와 상관성의 측정지표를 통한 경험적 인과관계를 분석할 수 있도록 개발된 통계분석기법으로 공분산구조방정식(Covariance Structural Modeling)이라고도 한다. 즉, 다중변수관계를 포괄적으로 측정할 수 있으며, 회귀분석, 분산분석, 경로분석과는 달리 모형에 내재되어 있는 측정오차를 알 수 있으며, 측정변수와 이론개념과의 관계를 전체적인 관점에서 검증할 수 있는 방법으로서, 조직구조와 조직문화, 조직갈등, 조직몰입의 관계를 보고자 하였던 연구목적에 적합한 분석방법으로 이해된다.

2. 연구결과에 대한 고찰

가. 인구사회학적 특성 및 직종별 구분에 따른 결과 고찰

1) 조직구조

연구대상자들 대부분이 병원조직을 기계적조직의 특성으로 인식하고 있었으며, 특히 사무직과 현 병원 근무년수가 5~10년 사이인 응답자가 타 그룹에 비하여 상대적으로 강하게 인식하고 있었다. 그리고 직종구분에 관계없이 모든 응답자가 권한이 집중되어 있고, 규칙·절차가 많고 엄격하며, 부문 간 수평적인 상호작용보다 상위계층 간의 수직적인 지배복종관계가 강조되고 책임과 권한이 명확하며, 의사소통이 조언과 정보보다는 명령과 보고가 주를 이루고 있다고 응답하였다. 이 결과는 21세기 의료환경의 변화에 대응하기 위하여 병원들이 기능 또는 단위별로 분권화되는 조직구조로 바뀌어야 한다(김한중, 1999)는 주장과 기계적 조직구조는 관료제모형에서 잘 나타나는 것으로 미래의 조직구조는 경직적인 조직구조보다는 변화하는 환경과 현재의 업무량에 적응할 수 있는 유기적인 구조로 바뀌어 단위조직이나 팀이 자율성을 갖게 될 것(민진, 1996)이라는 주장에 일치하지 못한 현실의 단면을 보이는 것이다. 일반적으로 조직환경이 정태적이고 확실할 때 기계적 조직구조가 효율적이고, 조직환경이 동태적이며 불확실할 때 유기적 조직구조가 효율적이라고 할 때(Burns & Stalker, 1961), 현 병원계의 조직환경을 동태적이고 불확실하다고 본다면 향후 병원관리자 입장에서는 조직구조의 형태를 유기적 조직으로 변화시키는 노력을 하여야 할 것으로 생각된다.

2) 조직문화

부산, 영남지역의 병원조직을 대상으로 병원의 형태(대학병원, 종합병원, 일반병원)에 따라 조직문화구성요소에 대한 지각차이를 분석하고 조직유효성과의 관계를 분석한 연구(허갑수, 1993)에 의하면, 대학병원이 다른 병원집단보다 문화적 특성을 높이 인식하고 있는 것으로 조사된 바 있었다. 물론 이 연구는 문화의 유형에 따른 조직성과 측정이 아닌 문화의 설명변수와 직무성과의 측정변수를 중심으로 한 연구이기에 본 연구결과와 직접적인 비교를 하는 데에는 한계가 있으나, 조직문화의 특성에 차이가 있음은 일치하는 결과였다. 800병상 이상 3차 진료기관 10개의 병동 간호사를 중심으로 한 병원의 조직문화유형과 조직유효성 간의 상관관계 연구(이명하, 1998)에서는 문화의 유형을 유연성과 통제·질서라는 하나의 차원과 공동체중시와 개인중시라는 다른 차원에서 친화적 문화(affiliative culture), 진취적 문화(innovate culture), 보수위계적 문화(conservative culture), 과업적 문화(task culture)로 분류하여 조직몰입과의 관계를 규명하였는데, 간호사가 지각하고 있는 보편적인 문화는 보수위계문화였고, 병원 간에 네 가지 조직문화유형 간 유의한 차이가 있었으며, 병원문화의 유형은 보수지배문화, 진취지배문화, 경쟁문화로 분류되었다. 그러나 본 연구에서는 생산중심문화, 개방체계문화, 위계서열문화, 인적자원문화의 순으로 인식하고 있는 결과로 선행연구의 간호사 인식도와 차이가 있었다. 물론, 문화유형의 분류기준이 달라 비교에 한계가 있기는 하나, 기존 연구의 보수지배문화와 본 연구의 위계서열문화를 동일한 속성군으로 비교하는 데에는 무리가 없을 것으로 보인다. 이 밖에 강선주(1996), 장금성 외(1996), 김안자(1996), 김운신 외(1999)의 연구가 있었으나 조직문화유형분류에 차이가 있고, 모든 연구가 1개 병원을 대상으로 한 연구결과이거나 응답자가 4개의 문화 중 1개의 문화를 선택하게 하는 방법론적 차이를 가지고 있기에 본 연구결과 비교하는 데 많은 제약이 있었다. 다만, 정도의 차이가 있기는 하지만, 조직문화에 대한 인식이 높으면 다른 의료기관의 경쟁에서 비교우의의 기반이 됨으로써(이용호, 1986), 공통적으로 조직문화가 조직의 장기적인 성공요인이며, 조직문화가 적응력을 갖고 있는가의 여부가 조직의 성패를 결정한다는 것과 조직문화를 관리해야 하는 필요성에는 일치하는 결과로 이해된다.

3) 조직갈등

본 연구결과에 의하면 병원조직이 계층적 갈등보다는 기능적 갈등의 경험이 더욱 많은 것으로 나타났으며, 모든 직종에서 타 부서와 목표의 차이, 자원의 불공정 배분, 과중한 업무, 행동과 사고의 차이, 언행과 태도의 불쾌, 역할의 중복과 마찰의 기능적 갈등을 보통 이상으로 경험하고 있었고, 계층적 갈등으로는 상사의 일방적인 명령과 지나친 권위의식에 대하여 보통 이상의 불쾌감을 경험한 것으로 나타났다. 그리고 인구사회학적 특성에 따라서는 여자가 남자보다, 연령이 적을수록, 직위가 낮을수록 기능적 갈등이 많았고, 계층적 갈등 경험은 남자가, 의료기술직이, 직위가 낮을수록 많았다. 이상의 연구결과를 선행연구결과와 비교 고찰해 보면, 기존병원의 경우 30∼39세 연령층에서 갈등수준이 높았고 신설병원에서는 연령이 높을수록, 대학원 이상의 학력소지자가 부서 간 갈등수준이 높았다는 연구결과(김종래 외, 1998)과 차이가 있었으며, 연령이 낮을수록, 남자보다 여자가 많은 갈등을 겪고 있다는 연구결과(송영옥, 1997)와는 일치한다. 그리고 타 직종에 비하여 간호직의 기능적 갈등이 다소 높았던 것은 간호직의 기능이 독립적·의존적·상호의존적 기능의 속성이 타 직종에 비하여 크기 때문인 것으로 보인다. 또한 본 연구에서 계층적 갈등 경험이 의료기술직, 사무직, 간호직 순으로 많았던 것은 이강노(1991)의 연구결과와 일치하며, 대부분의 선행 연구자가 갈등의 기능을 역기능적 입장에서 접근하여 갈등을 해소하기 위한 방안을 모색하고자 하였던 의도는 본 연구의 의도와 일치하는 입장이다.

4) 조직몰입

본 연구결과 조직몰입은 모든 인구사회학적 변수(성, 연령, 학력, 직종, 직위 근무년수)에 따라 통계학적으로 유의한 차이가 있었다. 즉, 남자가 여자보다, 연령이 많을수록, 직위가 높을수록, 근무년수가 길수록 조직몰입도가 높았으며, 학력수준에서는 대학원졸 이상의 조직몰입도가 높았고, 직종별로는 사무직의 조직몰입도가 높았다. 이상의 연구결과는 성, 연령에 따라 조직몰입에 차이가 없었던 선행 연구결과(백수웅, 1987; 윤명희, 1997)와는 일치하지 않는 결과이며, 여성은 남성보다 조직의 구성원이라는 점을 중요하게 생각하기 때문에 조직몰입도가 남성보다 여성이 크다는 주장(Grusky, 1966)과도 불일치하는 결과이다. 그리고 본 연구결과에서는 간호직을 기준으로 하였을 때, 사무직의 조직몰입도가 통계적으로 유의하게 높았으나, 이선희 외(1999)의 연구에서는 의료기사직의 조직몰입도가 높았다. 그리고 윤명희(1997)의 연구결과에서는 보건직, 행정직, 간호직의 순으로 조직에 남아있으려는 근속의도가 높았고, 병원에 대한 애착은 행정직, 간호직, 보건직 순으로 높았다. 그러나 이런 결과의 차이는 연구대상병원 특성의 차이로 이해된다. 즉, 조직몰입의 크기 비교는 연구대상병원 간의 상대적 비교 관점이기에 이해의 정도에 따라 간접적 비교의 의미가 없을 수도 있을 것이다.

나. 조직갈등 및 조직몰입에 미치는 영향 및 관련 요인과의 관계 고찰

본 연구의 결과, 근무기간, 조직구조설계, 문화의 인식도가 조직갈등에 영향을 미쳤고, 연령, 직종, 근무기간, 조직구조설계, 인적자원문화, 환경변화에 적합한 조직문화의 특성이 조직몰입에 영향을 미쳤으며, 인구사회학적 변수와 조직구조변수, 조직문화변수에 의하여 조직갈등 및 조직몰입이 영향을 받는 모형의 관계에 있었다. 물론 본 연구의 틀과 선행연구의 틀에 근본적인 차이가 있어 직접적인 비교에는 한계가 있지만, 조직갈등과 조직몰입을 구분하여 제한적 입장에서 비교해 보면 다음과 같다.

1) 조직갈등에 영향을 미치는 요인 및 관계

본 연구에서는 갈등에 통계학적으로 유의한 영향을 미치는 인구사회학적 변수로 유일하게 근무년수가 포함되어 있다. 그것도 근무년수가 길수록 조직갈등이 증가하는 관계에 놓여 있어 일반적인 인식과 차이가 있다. 그러나 의사직과 간호직을 연구대상으로 하였던 과거의 연구(권병창, 1989)에서도 의사직의 경우에는 매우 낮은 감소의 관계가 있었으나, 간호직의 경우에는 상관관계가 없었으며, 오히려 1년 미만 재직자의 갈등수준이 매우 낮았다. 그리고 조직갈등의 주요 요인 중의 하나가 조직구조와 조직문화였음은, 여러 문헌에서 조직갈등의 관리방법으로 조직구조의 재설계와 조직문화의 개선을 논하고 있는 것(Litterer, 1965; 신유근, 1987; 신택현, 1988; 박운성, 1998; 이상수 외, 1998; 홍기원, 1997)과 동일한 결과이다.

Litterer(1965)는 갈등을 해소할 수 있는 방법으로, ① 갈등 당사자 간에 완충지대를 설치하는 방법 ② 갈등 당사자들에게 감수성훈련을 통하여 통찰력을 길러주는 방법, ③ 갈등을 감소시키기 위해 조직을 재설계하는 방법을 제안한 바 있었고, 이종익(1983)은 구조적 접근을 시도하는 것도 갈등의 해결방안이라 하였으며, 신유근(1987)은 제한적인 효과가 있는 전략과 장기적으로 효과가 있는 전략으로 구분하여 갈등관리의 방향을 제시하면서 조직구조의 개편과 기타 구조적 요인의 개선을 장기적으로 효과가 있는 전략이라 하였다. 그리고 West와 Anderson(1996)은 최고경영자 팀의 개혁이라는 보고서에서 선과 박스(box)로 이루어져 있는 전통적인 병원조직구조가 원형조직구조(circular structure)로 바뀌어야 하며, 원형조직구조의 장점적인 측면을 설명하며 그중의 하나로 이런 형태의 조직이 부서 간의 갈등을 해결하는 방안이 된다고 하였다. 즉, 갈등을 해결하는 데에 조직구조의 변화도 하나의 방법으로 이용될 수 있다는 견해였다. 이 밖에도 조직구조의 변경이 갈등관리의 방법임을 시사한 보고가 다수 있었으며(박운성, 1998; 이상수 외, 1998), 갈등관계를 해소하기 위하여 조직설계와 관리전략을 모색할 필요가 있고 조직모형은 분화된 형태가 바람직하다는 연구결과(홍기원, 1997)도 있었다.

그리고 조직문화가 갈등에 영향을 미치는 본 연구결과는, 조직문화를 조직풍토와 동일한 개념으로 간주하여 분석하여 조직풍토가 갈등에 매우 강한 영향을 미친다는 신택현(1988)의 연구결과와 일치하며, Conflict Resolving System(송광한 역, 1995)에서 갈등을 해결하는 핵심요인 중의 하나가 조직문화임을 제시한 보고와 일치하는 견해이다.

2) 조직몰입에 영향을 미치는 요인 및 관계

개개인이 조직 속에서 목표를 달성할 수 있는 능력이나 욕구를 충족시키는 정도로 정의되는 조직유효성은 조직몰입, 직무만족, 이직의사가 구체적인 측정지표로 사용되는 경우가 많으며(이선희 외, 1999), 이런 조직유효성에 대한 관심이 증대되고 있다. 최근 국내 병원을 대상으로 조직몰입에 영향을 주는 요인들을 밝히고자 하는 선행연구들(고종욱 외, 1999; 조희숙 외, 1999; 이선희 외; 1999, 박미현 외, 1999)이 증가하고 있는 것도 위와 같은 맥락일 것이다.

이렇게 관심이 증대되고 있는 조직몰입에 영향을 미치는 요인에 대한 본 결과를 선행연구와 비교 고찰하면, 우선 본 연구에서 3단계의 위계적 다중회귀분석시 모두 유의한 영향을 미치는 변수였던 연령과 근무기간은 선행연구의 결과(Hrebiniak & Alluto, 1972; Alluto et al, 1973; Welsh & Lavan, 1981; 최정웅, 1991)와 일치하는 것이다. 아마도 이와 같은 결과는 연령이 증가할수록 선택의 범위와 이동의 가능성이 줄어들게 되고(Hrebiniak & Alluto, 1972), 근무년수가 길어질수록 상위의 직급을 취득할 가능성이 증가되며, 이직에 따른 비용발생으로 이직 가능성이 감소되므로 조직몰입 수준이 높아진다(Sheldon, 1971)는 학설과 일치하는 결과로 이해된다. 이선희 외(1999)의 연구결과에서도 연령이 증가할수록 조직몰입이 높았다. 그리고 학력수준이 조직몰입에 영향을 미치지 않는 것으로 분석된 본 연구의 결과는 조덕찬(1994)의 연구결과와 일치하고, 최정웅(1991)의 연구결과와는 불일치하는 결과이다. 그리고 2단계와 3단계에서 조직몰입에 유의한 영향을 미치는 조직구조(설계)는 선행연구(Morris & Steers, 1980)와 일치하는 결과였다. 다만, 본 연구에서는 선행연구와는 달리 조직구조의 문항별 영향의 정도 파악이 아닌 전체 평균값을 기준으로 하여 조직몰입과의 관계를 분석하였던바, 항목별 비교는 할 수 없었다.

조직문화의 영향에 대하여 고찰해 보건, 허갑수(1993)의 연구에서는 조직문화를 긍정적으로 인식하고 있는 구성원의 직무성과가 조직문화를 부정적으로 인식하고 있는 조직구성원의 직무성과보다 높았다. 그리고 이명하(1998)의 연구에서는 진취지배문화유형을 가진 병원이 경쟁문화나 보수지배문화를 가진 병원보다 간호사의 조직몰입이 유의하게 높았으며,

경쟁문화패턴을 가진 병원이 보수지배문화를 가진 병원보다 조직몰입이 유의하게 높았다. 또한, Quinn과 MacGrath(1985)의 이론을 바탕으로 문화의 유형을 합의문화(consensual culture), 개발문화(developmental culture), 위계문화(hirerarchical culture), 합리문화(rational culture)로 구분하여 조직유효성과의 관계를 분석한 조희숙 외(1999)의 연구에서는 조직문화를 개발문화로 인식하고 있는 경우에서 합의문화로 인식하고 있는 경우보다 조직몰입도가 유의하게 높았다. 이 밖에도 진취적 문화나 개발문화유형에서 조직몰입수준이 가장 높았다는 연구보고(최만기, 1994; 민승기와 고종식, 1994; 장금성 외, 1996)가 있었다. 물론, 이상의 선행연구들과 본 연구의 문화유형에 차이가 있어 직접적인 비교에 한계가 있지만, 문화유형의 차이를 인정한다고 하더라도 인적자원문화에서 조직몰입이 가장 높았던 것으로 나타난 본 연구의 결과와는 차이가 있는 것으로 판단된다. 반면, 본 연구의 인적자원문화와 비교적 유사한 속성을 가지고 있는 우호적이고 상호관계 지향적인 친화적 문화유형에서 조직몰입 수준이 가장 높았던 연구결과(서인덕, 1986; 김원석, 1991; 안춘식 외, 1991; 김영조, 1994; 정준교 외, 1996)와는 일치하는 결과이다. 종합적으로 정리해보면, 연구에 따라 조직문화유형의 분류가 다르고 조직유효성 변인이 다양하나 조직문화유형에 따라 조직유효성은 차이가 있으며, 조직문화유형에 따라 조직구성원의 조직몰입이 다르다는 일관된 연구결과를 보여주었다. 그리고 조직문화가 조직몰입에 영향을 미치는 관리자원이라는 연구관점과 조직문화에 대한 적절한 관리를 해야 한다는 연구관점은 같은 것으로 이해된다.

그리고 본 연구결과 조직갈등이 조직몰입을 약하게 감소시키는 영향을 미친 결과는 집단 간 갈등과 조직유효성의 상관관계가 거의 없었다는 연구결과(김재영, 1996)와 다소 차이가 있기는 하나, 조직갈등과 조직몰입이 큰 영향관계에 놓여 있지 않다는 측면에서는 일치하는 견해였다.

Ⅵ. 요 약 및 결 론

1. 연구결과의 요약

본 연구는 조직갈등과 조직몰입에 영향을 미치는 요인을 규명하고, 각 영향요인들 간의 제 관계를 하나의 모형으로 분석하고자 시도하였다. 연구대상은 6개의 병원에 근무하는 1,167명으로 하였으며, 연구의 도구는 구조화된 설문지를 이용하였고, 분석방법으로는 빈도분석, t-test, 분산분석, 위계적 다중회귀분석 및 구조방정식모형 분석을 이용하였다. 구체적으로는 인구사회학적 특성과 직종별 조직구조 및 조직문화에 대한 인식과 조직갈등 경험, 조직몰입을 비교하였으며, 조직갈등과 조직몰입에 영향을 미치는 요인과 요인들의 관계모형을 분석하였다. 이 연구의 주요 결과를 요약하면 다음과 같다.

1. 인구사회학적 특성별로 보면, 조직구조 설계에 대한 인식도는 여자보다 남자가, 연령·학력·직위·근무기간이 많거나 높을수록 긍정적이었고, 조직구조의 형태에 대한 인식도는 근무기간이 5-10년, 10년 이상, 5년 미만의 순으로 기계적 조직의 특성을 크게 인식하고 있었다. 인적자원문화에 대한 인식도는 남자보다 여자가, 연령·학력·직위가 많거나 높을수록 컸으며, 개방체계문화에 대한 인식도는 여자보다 남자가, 연령·학력·직위가 많거나 높을수록 컸다. 생산중심문화에 대한 인식도는 직위가 높을수록 그리고 근무기간이 5-10년, 10년 이상, 5년 미만의 순으로 컸다. 그리고 조직갈등 중 기능적 갈등은 남자보다 여자가, 연령·직위가 낮을수록 많았고, 기능적 갈등은 여자보다 남자가, 직위가 낮을수록 많았으며, 조직몰입은 여자보다 남자가, 연령·학력·직위·근무기간이 높거나 많을수록 높았다.

　2. 직종별로 구분하여 보면, 세 직종 모두가 조직설계의 수준을 보통 이하로 인식하고 있었고, 목표설정 항목에서 직종별 차이가 통계학적으로 유의하였으며, 모든 직종이 상호작용, 통제, 업무목표과정에 대해서는 보통 이상으로 인식하고 있었으나 다른 항목에 대하여는 보통 이하의 수준으로 인식하고 있었다. 그리고 전반적으로 조직구조 형태는 기계적 조직구조로 인식하고 있었고, 세 직종 모두 관리 폭의 범위와 공식성의 정도는 유기적 조직의 특성으로 인식하고 있었다. 조직문화의 특성에 대한 인식도는 세 직종 모두 생산중심문화에 대한 인식도가 타 문화보다 높았고, 인적자원문화에 대한 인식도가 가장 낮았으며, 직종별로 개방체계문화와 위계서열문화에 대한 인식도에 통계학적으로 유의한 차이가 있었다. 조직갈등은 세 직종 모두 계층적 갈등보다는 기능적 갈등 경험이 많았으며, 기능적 갈등 내용 중 과중한 업무, 행동사고의 차이, 자율적 권한의 제한, 언행·태도의 불쾌, 역할중복·마찰, 상충된 요구에 대한 갈등 경험은 직종에 따라 통계학적으로 유의한 차이가 있었다. 계층적 갈등은 의료기술직이 가장 많았고, 간호직이 가장 적었으며, 모든 직종이 공통적으로 상사의 일방적인 명령과 지나친 권위의식에 보통 이상의 불쾌감을 경험한 바 있었고, 부하의 책임회피를 제외한 모든 항목의 직종별 차이가 통계학적으로 유의하였다. 조직몰입은 사무직이 가장 높았고, 간호직이 가장 낮았으며, 사무직은 12개의 조직몰입도 항목 중 2개, 의료기술직과 간호직은 각각 3개 항목에 대한 조직몰입이 보통 이하였고, 7개 항목에 대한 직종별 차이가 통계학적으로 유의하였다.

　3. 조직갈등에 영향을 미치는 요인을 규명하기 위하여 인구사회학적 특성변수만을 독립변수로 한 결과에서는 직종(의료기술직)과 근무기간이 길수록 조직갈등이 증가하였으며, 조정결정계수는 0.03이었다. 조직구조 및 조직문화에 대한 인식도를 나타내는 변수들을 2단계로 추가하여 분석한 결과, 조정결정계수가 처음의 0.03에서 0.25로 0.22만큼 증가하였고, 1

단계에서 유의하였던 의료기술직은 유의하지 않았으며, 근무기간이 길수록, 위계서열문화와 생산중심문화일수록 조직갈등이 증가하였고, 조직구조설계에 대한 인식이 긍정적일수록, 인적자원문화와 개방체계문화일수록 조직갈등이 감소하였다.

4. 조직몰입에 영향을 미치는 요인을 규명하기 위하여 인구사회학적 특성변수만을 독립변수로 한 결과, 연령과 근무기간이 많거나 길수록 조직몰입이 증가하였고, 학력이 높을수록 조직몰입이 감소하였으며, 조정결정계수는 0.16이었다. 여기에 조직구조 및 조직문화에 대한 인식도를 나타내는 변수들을 2단계로 추가하면, 조정결정계수가 처음의 0.16에서 0.55로 0.39만큼 증가하였다. 그리고 1단계에서 유의하였던 학력은 유의하지 않았으며, 인구사회학적 특성변수 중 직종(행정직)이 유의한 변수로 추가되었고, 2단계로 추가된 변수 중 조직구조설계, 인적자원문화, 건전한 조직문화의 특성이 모두 조직몰입을 증가시키는 영향을 미치는 변수였으며 조정결정계가 0.55로 증가하였다. 즉, 조직구조설계를 긍정적으로 인식할수록, 인적자원문화와 조직문화의 특성이 강할수록 조직몰입은 증가하였다. 그리고 3단계로 조직갈등변수를 추가하여 본 결과, 2단계의 결과로 나타난 변수 외에 계층적 갈등이 유의한 변수로 추가되었으며, 계층적 갈등 경험이 많을수록 조직몰입이 감소하였으며, 조정결정계수는 0.56으로 증가하였다.

5. 인구사회학적 변수와 조직구조 변수 및 조직문화유형 변수를 외생변수로 하고 조직갈등은 내생변수이면서 조직몰입에 영향을 미치는 변수로, 그리고 조직몰입을 최종 내생변수로 하여 변수 간의 관계를 구조방정식모형으로 분석한 결과, 분석결과 17개의 경로계수 중 4개의 경로계수(조직구조형태→조직갈등, 조직구조형태→조직몰입, 위계서열문화→조직몰입, 생산중심문화→조직몰입)를 제외한 13개의 경로계수가 유의하였

으며 P값이 0.07로 모형의 적합도 기준에 일치하였다. 즉, 연령이 많을수록 조직갈등은 감소하고 조직몰입은 증가하였으며, 병원근무기간이 길수록 조직갈등과 조직몰입이 증가하였다. 그리고 조직구조 설계를 긍정적으로 인식할수록, 인적자원문화와 개방체계문화일수록 조직갈등은 감소하였고 조직몰입은 증가하였으며, 위계서열문화와 생산중심문화일수록 조직갈등은 증가하고 조직몰입은 감소하였다. 이 모형의 다중상관치는 조직갈등이 25.1%였으며, 조직몰입이 52.7%였다.

2. 결론 및 제언

과를 근간으로 하여, 연구에서 도출된 조직구조, 조직문화, 조직갈등 및 조직몰입의 주요 문제점을 중심으로 하여 향후 병원조직관리를 위한 대안과 방향을 조직구조와 조직문화의 개선 측면에서 제언하
이상의 연구결고자 한다. 이는 본 연구가 개인적 변수의 특성 그 자체보다는 조직관리 전체적 측면에서 이해하고 조직관리의 방향을 모색하려는 의도가 있었으며, 조직구조와 조직문화의 영향으로 인한 조직갈등과 조직몰입의 변화를 분석하여, 조직갈등을 줄이고 조직몰입을 증가시키고자 하는 연구자의 의도가 있었기 때문이다.

가. 조직구조의 설계 및 형태의 개선에 대한 제언

조직구성원들이 조직의 임무와 목표를 달성할 수 있도록 하며, 그들의 행위를 체계화하고 서로 조정·협동하면서 업무를 수행하도록 하는 조직구조는 조직의 가장 기초가 되는 개념이며 핵심적인 요소이다. 더욱이

앞의 위계적 회귀분석의 결과, 조직구조설계는 조직갈등과 조직몰입에 영향을 미치는 요인으로서, 조직갈등을 줄이고 조직몰입을 증가시키기 위해서는 조직구조의 설계를 잘해야 한다는 결론이다. 때문에 바람직한 방향으로 조직구조를 설계하고자 하는 노력이 있어야 한다는 결론의 유추도 가능해 진다. 즉, 병원조직의 갈등이나 조직유효성의 하나인 조직몰입이 절대적인 조직구조의 영향이라 할 수는 없지만, 병원조직구조가 직접 또는 간접적으로 조직갈등과 조직몰입에 영향을 미치는 것만큼은 확인된 사실이다.

본 연구에서는 조직구조 설계의 관점과 조직구조 형태의 관점에서 조직구조를 이해하려 하였다. 먼저 조직구조 설계의 측면으로 연구결과를 이해해 보면, 전체 평균척도가 2.95(5점 척도 기준)로, 이는 병원의 조직구조가 바람직하게 설계되어 있지 않다고 인식하는 결과이다. 특히 8개의 항목 중 상호작용, 통제, 업무부담과정을 제외한 리더십 과정, 동기유발, 의사소통, 의사결정, 목표설정에 대한 조직구조 설계가 바람직하지 않은 것으로 인식되고 있다. 물론 응답자의 주관적인 판단에 기초한 결과이기에 이해의 차이가 있을 수는 있겠지만, 향후 조직구조의 재설계나 개선방향을 설정하는 데에는 어느 정도 유용한 정보적 가치가 있는 결과로 판단된다. 따라서 향후 조직구조의 개선 시에는 상급자와 부하직원 간에 직무에 관련된 문제를 거리낌 없이 의논 할 수 있으며, 참여적 방법을 통한 동기유발과 의사소통이 수직적이고 수평적으로 원활히 흐를 수 있도록 하고, 의사결정이 집단과정을 통해 조직의 전 분야에서 일어날 수 있도록 하며, 조직의 목표설정에 집단의 참여를 허용하는 기전으로 설계되어야 할 것이다. 그리고 조직구조의 형태적 측면에서는 평균척도가 0.38(-3∼+3의 척도 기준)로, 유기적 조직구조와 기계적 조직구조의 경계를 분기점으로 한다면, 기계적 조직구조의 형태로 인식되고 있는 결과였다. 그러나 이상의 연구결과는 여러 조직관리 학자들의 제언이나 미래조직구조에 대한 변화예견과 일치하지 않는 것으로서 조직구조의 형태적 관점에서 개선방향을 모색해 볼 필요성을 보여 준다. 특히, 기계적 조직구조의 가장 강한 특성으로 인식되고 있는 권한의 집권화에 대하여 는 해당 병원의 상황요인을 고려하여 적합화를 꾀하여야 할 것이다.

나. 조직문화의 개선과 개발에 대한 제언

조직문화는 과거의 역사와 경험의 산물로서 쉽게 변하지 않는 속성을 가지고 있다. 특히 많은 조직이 있지만, 병원만큼 문화의 변화를 꾀하기 어려운 조직은 없을 것이다. 그러나 조직문화라고 하는 것이 비가시적인 것이기는 하지만, 조직문화를 변화시키는 것은 가능하다는 연구발표가 있었으며(Martin, Sitkin & Boehm, 1985; Walton, 1985), 조직의 리더는 조직문화의 형성자이자 관리자이다. 그렇다면 병원관리자는 역기능적인 조직문화를 변화시키고, 현재의 병원조직이 갖고 있는 문화를 보다 건전 하고 강하게 변화시키려는 노력을 하여야 해야 함이 당연하다. 본 연구 에서도 조직문화는 조직구조와 함께 조직갈등과 조직몰입에 영향을 미치 는 중요한 변수였으며, 개선되어야 할 요인이 있었다.

우선은 병원관리자가 적극 개입하여 조직문화에 대한 강한 인식을 만 들어낼 필요가 있다. 전체적으로, 조직문화에 대한 인식의 척도가 3.16(5 점 척도 기준)으로 보통을 조금 상회하는 정도이기 때문이다. 물론, 강한 조직문화가 조직체 성과의 원천이면서도 문제의 원천이 될 수도 있지만, 조직구성원의 행동조성은 조직문화가 강할수록 더욱 효과적으로 이루어 지는 것이 일반적이다(김성국, 1998). 그리고 본 연구에서 환경변화에 적 합한 조직문화의 특성변수로 활용하였던 행동지향성, 고객최우선주의, 가 치지향성, 솔선수범의 강조 및 사람을 통한 생산성 향상에 대한 인식도가 항목별로 큰 차이가 있고, 특히 인력의 핵심가치 정도는 보통 이하의 수 준이었던바 바람직한 조직문화의 창출을 위하여 노력하여야 할 것이다.

　　문화의 유형에서는 인적자원문화와 개방체계문화가 타 문화유형에 비하여 상대적으로 조직갈등과 조직몰입에 바람직한 결과를 만들어 내는 문화로 분류되며, 위계서열문화가 가장 바람직하지 못한 결과를 내는 문화로 평가된 결과에 대하여도 병원관리자의 관심이 요구된다. 다만, 사분면의 축을 이루고 있는 것 중의 하나인 신축성을 지나치게 강조하면 혼란이 일어날 수 있고, 질서를 지나치게 강조하면 경직성이 나타날 수 있으며, 내부통합을 지나치게 강조하면 냉담과 무관심이 크게 작용될 수 있고, 외부지향을 지나치게 강조하면 호전성과 적대적 성향을 보이게 된다는 점도 유의할 필요가 있다. 문화를 개선 혹은 개발하기 위해서는 병원관리자의 적극적인 개입과 계획적인 변화 노력이 반드시 수반되어야 할 것이며, 개입과 변화를 위한 유도적, 관리적, 정착적 단계에 대한 단계별 계획이 수립되어야 할 것이다. 그리고 조직문화의 개선이나 개발 시 조직문화를 단일과제로 인식하기보다는 앞의 조직구조와 연동되는 과제로 인식하여, 추구하고자 하는 문화와 조직구조가 일관성을 갖도록 해야 할 것이다.

다. 향후 연구를 위한 제언

　　병원조직관리와 관리의 변화를 위해서는 먼저 조직요인에 대한 평가가 선행되어야 한다. 즉, 조직의 현상을 정확히 파악하고 변화시켜야 할 요인과 방향을 설정해야 한다는 것이다. 이런 측면에서 본 연구는 병원의 조직요인에 대한 연구관심을 자극하고, 미래의 발전된 연구를 위한 방향을 제시하였다는 것과 조직구조, 조직문화, 조직갈등 및 조직몰입이라는 조직요인들 간의 관계를 규명하는 데 유용한 연구틀을 제시하였다는 데 의의가 있다. 그러나 본 연구는 고찰부문에서 살펴 본 바와 같이 몇 가지 제한점이 있었다. 이에 향후에는 본 연구의 제한점을 극복한 비교 연구가 진행되길 바라며, 조직요인들의 종합적인 관계를 판단 평가할 수 있는 좀 더 과학적이고 객관적인 도구의 개발과 함께 본 연구의 타당성과 신뢰성을 확보하기 위한 반복 연구가 이루어지길 기대한다.

참고문헌

강선주. 공유관리와 간호단위문화에 대한 조사. 연세대학교 대학원, 1995.

강정대. 현대조직론. 박영사, 1992.

고종욱, 서영준. 일부 대학병원 의사의 조직애착과 직업애착에 관한 연구. 보건행정학회지 1999; 9(1): 178-199.

권병창. 병원조직 내 의료직 간의 갈등의 수준 및 영향요인에 관한 연구. 고려대학교 경영대학원, 1989.

김계수. 구조방정식모형분석, SPSS 아카데미, 2001.

김병창. 조직코미트먼트와 직무인볼브먼트가 조직유효성에 미치는 영향에 관한 연구. 세종대학교 대학원, 1992.

김성국. 조직과 인간행동(제2판). 명경사, 1998.

김영조. 소유와 경영의 분리가 조직특성 및 조직성과에 미치는 영향에 관한 연구. 연세대학교 대학원, 1994.

김운신, 남은우. 기독병원과 일반병원의 조직문화 특성에 따른 조직성과 분석. 한국병원경영학회지 1999; 4(2): 242-265.

김원석. 기업문화와 기업전략이 조직유효성에 미치는 영향에 대한 연구. 서강대학교 대학원, 1991.

김인수. 거시조직이론. 무역경영사, 1999.

김재수, 김영훈, 안태현. 병원인사관리. 수문사, 1998.

김재영. 집단 간 갈등이 기업조직의 유효성에 미치는 영향. 인하대학교 경영대학원, 1996.

김종래, 유승흠, 손태용. 신설 대학병원 행정직원과 기존 대학병원 행정직원의 갈등수준 비교분석. 한국병원경영학회지 1998; 3(1): 62-82.

김종재. 조직행동론. 박영사, 1991.

김한중. 21세기 의료환경의 변화와 의료인의 대응자세. 상계백병원 개원 10
    주년 기념학술대회, 1999 대한병원협회. 병원명부. 2001.

문재우, 김기훈. 보건행정학. 계축문화사, 1998.

민승기, 고종식. 기업문화의 특성에 대한 조직성과에 관한 연구. 인사관리
    연구 1994; 18: 65-90.

민진. 조직관리론. 도서출판 대영문화사, 1996.

박내희 . 조직행동론. 박영사, 1991.

박미현, 조우현, 서영준, 이선희. 종합병원 질향상 사업 담당자의 직무만족
    과 조직몰입에 관한 연구. 한국QA학회지 1999; 5(2): 278-294.

박상언, 김영조. 조직문화 프로필과 조직 효과성 간의 관계에 관한 연구.
    경영학연구 1995; 24(3): 213-238.

박연호. 인간관계론. 박영사, 1987.

박운성. 현대조직행동. 박영사, 1998.

백기복. 조직행동연구. 법문사, 1994.

백수웅. 병원특성에 따른 사무직의 직무태도 및 갈등에 관한 연구. 연세대
    학교 보건대학원, 1987.

서성무, 이지우. 경영학원론. 형설출판사, 1998.

서인덕. 한국기업의 조직문화유형과 조직특성 간의 관련성 연구. 서울대학
    교 대학원, 1986.

송광한(역). CRS를 통한 조직 내 갈등해결법. 도서출판 동풍, 1995.

송영옥. 병원조직 내 구성원 간의 갈등에 관한 실증적 연구, 경남대학교 행
    정대학원, 1997.

신유근. 기업문화와 조직성과. 이학종·정구현 편. 한국기업의 구조와 전략,
    법문사, 1986.

신유근, 박준성 외. 조직환경론. 다산출판사, 1987.

신유근. 한국의 경영: 그 현상과 전망. 박영사, 1992.

신유근. 인간존중의 경영: 조직행위론적 접근. 다산출판사, 1999.

신택현. 조직풍토 및 개인요인이 개인 간 갈등과 부서 간 갈등에 미치는 영향에 관한 연구. 연세대학교 대학원, 1988.

안춘식, 전찬열. 한국기업의 조직문화와 유효성에 관한 연구. 전북대학교 대학원, 1992.

양가현. 한국기업의 조직문화와 유효성에 관한 연구. 전북대학교 대학원, 1992.

양창삼. 조직이론. 박영사, 1994.

양창삼. 조직행동의 이해. 법문사, 1994.

오석홍. 조직이론. 박영사, 1990.

유영옥. 경영조직론. 학문사, 1998.

윤명희. 병원 구성원들의 조직몰입 결정요인에 관한 연구. 부산대학교 행정대학원, 1997.

이명하. 병원의 조직문화유형과 조직유효성의 관계 ‑간호사를 대상으로‑. 충남대학교 대학원, 1998.

이강노. 병원조직 내 전문직 간의 갈등에 관한 경험적 연구. 청주대학교대학원, 1991.

이상수, 이상갑. 조직행동의 이해. 도서출판 양지, 1998.

이선희, 조희숙. 종합병원 근무자의 근로생활의 질과 조직유효성의 관련성. 병원경영학회지 1999; 4(2): 1-20.

이용호. 병원의 조직성과 결정요인. 연세대학교 대학원, 1986.

이은표, 문옥륜. 정부개입이 의료제도에 미친 영향. 보건행정학회지 1994; 4(2): 77-110.

이재규, 서재현. 피터 드래커의 미래의 조직. 한국경제신문사, 1999.

이종익. 병원행정론. 법문사, 1983.

이학종. 기업문화론‑이론, 기법, 사례연구. 법문사, 1991.

이한검, 노남섭. 세계화시대의 기업문화. 형설출판사, 1996.

장금성, 김영숙, 김안자. 병원의 조직문화유형과 조직유효성 간의 관계에 관한 연구 간호과학논집 1996; 1: 125-143.

장준영, 김한중, 진기남. 군병원 부서 간 갈등에 관한 연구. 보건행정학회지 1996; 6(2): 43-57.

정인숙. 기업문화유형과 조직유효성의 상호관련성에 관한 연구. 조선대학교 대학원, 1993.

정준교, 박상언, 김영조. 조직문화, 조직구조, 조직성과의 관계에 관한 연구. 산업개발연구 1996; 6: 295-327.

조덕찬. 조직몰입의 결정요인과 결과변수와의 관계에 관한 연구. 부산대학교 행정대학원, 1994.

조우현, 손명세(역). 질 중심의 병원경영. 학연사, 1997.

조희숙, 이선희 외. 종합병원에서 조직문화와 조직유효성과의 관계. 예방의학회지 1999; 32(3): 374-382.

최만기. 조직의 문화유형, 전략유형 및 행동성과. 인사관리연구 1994; 18: 283-328.

최정웅. 병원조직 구성원의 조직몰입의 선행변수와 결과변수. 경북대학교 경영대학원, 1991.

허갑수. 병원조직의 문화적 특성과 직무성과 간의 관계에 관한 실증적 연구. 동아대학교대학원, 1993.

허준, 최인규. 구조방정정식 모형과 경로분석. SPSS아카데미, 2000.

홍기원. 병원조직의 갈등해소를 위한 조직관리전략, 전남대학교 행정대학원, 1997.

Baritz L. The Servants of Power. Greenwood Publishing, 1974.

Buchanan B. Building Organizational Commitment: The Socialization of Managers in Work Organizations. Administrative Science Quarterly 1974; 19: 533-546.

Burda D. Hospitals' Care for Poor Rises Slowly. Modern Healthcare 1995; 25(19): 30-32.

Campbell JP, et al. On the Nature of Organizational effectiveness. San ancisco, Jossey-Bass, 1977.

Coser LA. The Functions of Social Conflict. New York, The Free Press, 1964.

Dahrendorf R. Class and Class Conflict in Industrial Society. Standford University Press, 1959.

Deal TE, Kennedy AA. Corporate Cultures. Addison-Wesley Publishing Co., 1982.

Dillon WR, Goldstein M. Multivariate Analysis: Methods and Applications. John Wiley & Sons, 1984.

Duncan OD. Introduction to Structural Equation Models. Academic Press, 1975.

Filley AC. Interpersonal Conflict Resolution.. Dallas, Scott, Foresman and Co., 1975.

Gibson JL, Ivancevich JM, Donnelly JH. Organizations: Behavior, Structure, Processes. 4th ed., Plano: Business Publication Inc., 1982.

Grusky O. Career Mobility and Organizational Commitment. Administrative Science Quarterly 1966; 10: 448-503.

Hair JF, Anderson RE, Tatham RL, Black W. Multivariate Data Analysis. 5th ed., Prentice-Hall, 1998.

Harrison S, Hunter DJ, Pollitt C. The dynamics of British health policy. Allen & Unwin, 1990.

Hellriegel D, Slocum JW. Management: A Contingency Approach. Addison-Wesley, 1974.

Hrebiniak SG, Alutto JA. Personal and Role-Related in the Development of Organizational Commitment. Administrative Science Quarterly, 1972; 17(4): 555-573.

Kissick WL. Bridging the Cultural Gaps. Physician Executive. 1995 Feb: 21(2): 3-4.

Kreitner R, Kinicki A. Organizational Behavior. 5th ed., Irwin, 2000.

Lanford HW. System Management: Planning and Control. Kennikat Press, 1981.

Light D, Keller S, Calhoun C. Sociology. 7th ed., McGraw-Hill, 1996.

Likert R. The Human Organization: Its Management and Value. McGraw-Hill, 1967.

Litterer JA. Management Conflict in Organization. Proceedings of the 8th Annual Midwest Management Conference, Southern Illinois University, Bussiness Research Bureau, 1965.

Litterer JA. Managing Conflict in Organization. quoted in Luthans F, rganizational Behavior, McGraw-Hill, 1981.

Litterer JA. Conflict in Organization: Reexamination. Michigan State Univ., 1974.

Luthans F. Organizational Behavior. 4th ed., New York, McGraw-Hill, 1985.

Martin J, Sitkin SM, Boehm M. Founders and the Elusiveness of Culture Legacy. quoted in Frost PJ et al, Organizational Culture, Beverly Hills, 1985.

Miles RH. Macro Organizational Behavior. Goodyear Publishing Co., 1980.

Morris JH, Steers RM. Structural Influence on Organizational Commitment. Journal of Vocation Behavior 1980; 17: 50-57.

Mowday RT, Steers RM, Poter LW. The Measure of Organizational Commitment. Journal of Vocational Behavior, 1979; 14: 142-147, 224-247.

Namboodiri NK, Carter LF, Blalock HM. Applied Multivariative Analysis and Experimental Designs. quoted in Pedhauzur, EJ., Multiple Regression in Behavioral Research. 2nd ed., Holt, Rinehart and Winston, Inc., 1982.

Pedhauzur EJ. Multiple Regression in Behavioral Research. 2nd ed., Holt, Rinehart & Winston, Inc., 1982.

Pondy LR. Organizational Conflict: Concepts and Model. Administative Science Quarterly 1967; 12(2): 296-320, 499-501.

Porter LW, Steers RM, Mowday RT Organizational Commitment, Job Satisfaction, and Turnover among Psychiatric Technicians. Journal Applied Psychology 1974; 59(5): 603-609.

Quinn RE. Beyond Rational Management: Mastering the Paradoxes and Competing Demand of High Performance. San Francisco: Jossey-Bass, 1991.

Reitz HJ. Behavior in Organizations. 2nd ed., Irwin, Inc., 1981.

Renwick PA. Perception and Management of Superior Subordinate Conflict. Organizational Behavior and Human Performance 1975; 13: 445.

Robbins SP. Managing Organizational Conflict: A Nontraditional Approach Prentice-Hall, Inc., 1974.

Robbins SP. Organizational Theory: Structure, Design and Applications.. 3rd ed., Prentice-Hall, 1990.

Robey D. Designing Organizations. 4th ed., Mcgraw-Hill, 1994.

Schein EH. Organizational Culture and Leadership. 2nd ed., Jossey-Bass, 1992.

Schermerhorn JR. Management for Productivity. 5th ed., John Wiley & Sons, 1996.

Schmidt SM. Kochan TA. Conflict: Toward Conceptual Clarity. Administrative Science Quarterly, 1972; 17(3): 359-370.

Sheldon ME. Investments and Involvements as Mechanism Producing Commitment to the Organization. Administrative Science Quarterly,

1971; 16(2): 143-150.

Simon HA, March JG. Organizations. John Wiley & Sons, Inc., 1958.

Thomas HW, Schmit WH. A Survey of Managerial Interests with Respect to Conflict. Academy of Management Journal 1976; 19(2): 317.

Walton RE. From Control to Commitment in the Workplace. Harvard Business Press, 1985.

부록: 연구 설문지

| 설문번호 | - |

병원의 조직구조와 조직문화, 조직갈등, 조직몰입에 관한 설문서

안녕하십니까?

이미 선생님께서 알고 계신 바와 같이, 작금의 병원경영 환경은 날로 악화되어 가고 있고, 불확실한 환경에의 노출이 심화되고 있어 병원계의 미래에 대한 우려의 목소리가 커지고 있습니다. 이에 저도 병원경영학계에 종사하는 한 사람으로서 병원계의 여러 선생님들과 함께 미래의 병원조직에 대한 고뇌를 함께 하여보고자 하며, 그 일환으로 본 설문조사 연구를 하게 되었습니다.

본 조사의 목적은 병원조직관리의 발전을 위한 변화방향을 모색하는 데 있으며 어느 특정 개인이나 집단의 평가를 위해서 실시하는 것이 아니고, 따라서 본 설문지는 순수하게 연구를 위한 항목들로만 구성되어 있습니다. 응답은 무기명으로 하도록 되어 있고, 결과는 전산처리 되므로 개인별 응답내용은 어느 누구도 알 수 없습니다. 선생님의 적극적인 참여와 관심, 그리고 솔직한 응답은 향후 병원조직관리의 바람직한 변화 방향을 찾는 데 유용한 정보로 활용될 것입니다.

설문문항은 모두 73개로 약 10분 정도면 답하실 수 있을 것입니다. 대단히 바쁘신 줄 아오나 본 설문지에 잠시 시간을 허락해 주실 것을 부탁드립니다.

항상 건강하시기 바랍니다.

2001년 3월

연세대학교 대학원 보건학과
김 영 훈 드림

귀하의 병원에 해당하는 곳에 표시("V")하여 주시기 바랍니다.

설립구분	☐ 특수법인 ☐ 학교법인 ☐ 사단법인 ☐ 재단법인 ☐ 복지법인 ☐ 의료법인 ☐ 개인 ☐ 기타
병원위치	☐ 서울특별시 ☐ 광역시 ☐ 경기도 ☐ 기타
의료기관구분	☐ 대학병원 ☐ 종합병원 ☐ 병원 ☐ 기타

다음의 설문내용을 읽으신 후, 귀하의 병원에 해당된다고 생각하시는 번호
(①~⑤)에 의견을 표시("∨")하여 주시기 바랍니다.

전혀 아니다 ①	아니다 ②	보통이다 ③	그렇다 ④	매우 그렇다 ⑤

1. 우리 병원은 상급자와 부하직원 간에 자신감과 신뢰감이 형성되어 있기 때문에 거리낌 없이 의논하며 자신의 생각이나 의견을 자연스럽게 제시하고 있다.

    ① ② ③ ④ ⑤

2. 우리 병원은 직원들의 다양한 욕구충족이 가능하며, 직원들이 병원과 병원의 목표에 대해 호의적 태도를 가지고 있다.

    ① ② ③ ④ ⑤

3. 우리 병원은 의사소통과정에서 정보가 수직적·수평적으로 원활히 흐르고 있으며, 정보가 왜곡되지 않고 있다.

    ① ② ③ ④ ⑤

4. 우리 병원은 상호작용과정이 개방적이며 광범위하여 상급자와 부하직원들이 모두 부서의 목표와 활동에 영향을 미치고 있다.

    ① ② ③ ④ ⑤

5. 우리 병원은 의사결정과정이 집단과정을 통해 병원의 모든 부분에서 이루어지고 있다.

    ① ② ③ ④ ⑤

6. 우리 병원은 목표설정과정에서 높고 실현 가능한 목표를 세우기 위해 집단의 참여가 허용되고 있다.

    ① ② ③ ④ ⑤

7. 우리 병원은 직원들이 자율적으로 직무에 임하며 문제 해결하는 것을 강조한다.

    ① ② ③ ④ ⑤

8. 우리 병원은 업적목표가 높으며, 경영자는 적극적인 교육훈련을 통해 병원의 인적자원을 개발하는 데 관심을 가지고 있다.

    ① ② ③ ④ ⑤

다음의 좌우측 설문내용 중 귀하의 병원에 해당된다고 생각하시는 정도에 따라 아래의 번호(-3 ~ +3)에 표시("∨")하여 주시기 바랍니다. (0)번을 중앙으로 하여 귀하의 병원이 설문의 왼쪽 내용에 가까울수록 (-3)번 방향으로 표시하여 주시고, 오른쪽 내용에 가까울수록 (+3)번 방향으로 표시하여 주시기 바랍니다.

9. 우리 병원은 권한이 분권화되어 있다.
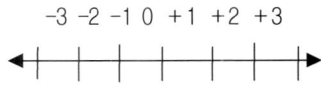
우리 병원은 권한이 집권화되어 있다.

10. 우리 병원은 규칙과 절차가 적고 융통성이 많다.
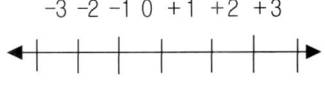
우리 병원은 규칙과 절차가 많고 엄격하다.

11. 우리 병원은 일의 분할이 불명확하다.
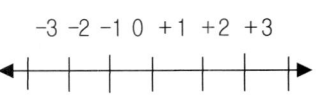
우리 병원은 일의 분할이 명확하다.

12. 우리 병원은 한 관리자가 관리하는 직원의 수가 많고 관리의 폭이 넓다.
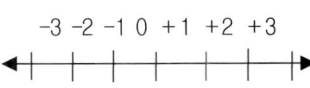
우리 병원은 한 관리자가 관리하는 직원의 수가 적고 관리의 폭이 좁다.

13. 우리 병원은 의사결정이나 조정, 집행이 비공식적이며 개인화된 방식으로 이루어진다.
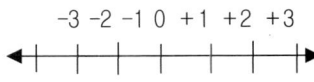
우리 병원은 의사결정이나 조정, 집행이 공식적이며 비개인화된 방식으로 이루어진다.

14. 우리 병원은 상위계층 간의 수직적인 지배복종관계보다 부문 간 수평적인 상호작용을 강조한다.
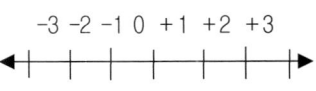
우리 병원은 상위계층 간의 수직적인 지배복종관계를 강조한다.

15. 우리 병원은 직원이 수행하는 직무와 관련된 책임과 권한이 불명확하다.
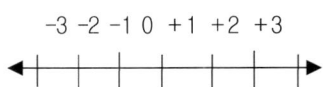
우리 병원은 직원이 수행하는 직무와 관련된 책임과 권한이 명확하다.

16. 우리 병원의 의사소통은 조언과 정보제공이 주를 이룬다.
우리 병원의 의사소통은 명령과 보고가 주를 이룬다.

다음의 설문을 읽으신 후 귀하의 병원에 해당된다고 생각하시는 해당번호
(①~⑤)에 표시("V")하여 주시기 바랍니다.

전혀 아니다 ①	아니다 ②	보통이다 ③	그렇다 ④	매우 그렇다 ⑤

17. 우리 병원은 직원 모두가 한 가족 같은 운명공
동체의식이 자리 잡고 있다.
① ② ③ ④ ⑤

18. 우리 병원 직원들은 병원의 제반 업무에 적극
적인 참여와 충성심을 가지고 있다.
① ② ③ ④ ⑤

19. 우리 병원은 직원들 간의 팀워크를 중요시하
며 직원들에게 배려와 관심을 기울인다.
① ② ③ ④ ⑤

20. 우리 병원 관리활동은 팀워크와 구성원의 합의
위주로 이루어진다.
① ② ③ ④ ⑤

21. 우리 병원의 직원들은 업무를 수행하며 곤란을
겁내지 않고 위험을 감수한다.
① ② ③ ④ ⑤

22. 우리 병원은 동적이며 도전적으로 업무를 수
행하도록 격려하고 있다.
① ② ③ ④ ⑤

23. 우리 병원은 타 병원과의 차별성이나 새로운
서비스의 개발을 위해 적극적으로 노력한다.
① ② ③ ④ ⑤

24. 우리 병원은 혁신적이고 창의적인 아이디어를
존중하고 이를 경영활동에 적극 반영한다.
① ② ③ ④ ⑤

25. 우리 병원은 공식적이고 딱딱한 특성을 가지고 있다.
① ② ③ ④ ⑤

26. 우리 병원은 개인의 미래예측이 가능하며 기대
치가 확실한 조직이다.
① ② ③ ④ ⑤

27. 우리 병원은 새로운 방법을 모색하는 것보다
기존의 질서를 따르면서 빈틈없는 계획과 원가
절감 등의 효율성을 중요시한다.
① ② ③ ④ ⑤

전혀 아니다 ①	아니다 ②	보통이다 ③	그렇다 ④	매우 그렇다 ⑤

28. 우리 병원은 서열의식이 중요시되며 혁신보다는 고용안전과 영속적인 존속을 우선으로 한다.   ① ② ③ ④ ⑤

29. 우리 병원은 경쟁지향적이고 생산지향적이다.   ① ② ③ ④ ⑤

30. 우리 병원은 경쟁에서의 승리를 우선으로 하는 조직이다.   ① ② ③ ④ ⑤

31. 우리 병원은 새로운 의료시장 개척과 의료시장 점유율의 증대를 적극 지원하고 있다.   ① ② ③ ④ ⑤

32. 우리 병원 관리활동의 주요 핵심사항은 경쟁능력과 생산업적이다.   ① ② ③ ④ ⑤

33. 우리 병원은 끊임없는 변화를 추구하며 생산성과 경쟁력을 높일 수 있는 새로운 것을 꾸준히 찾아내려는 노력이 높이 평가받고 있다.   ① ② ③ ④ ⑤

34. 우리 병원의 직원들은 환자의 요구를 빨리 파악하고 그에 적극적으로 대처하려는 의식을 가지고 있다.   ① ② ③ ④ ⑤

35. 우리 병원의 직원들은 병원의 사명이 가치 있고, 그것을 위해 아낌없는 노력을 기울일만하다는 믿음을 가지고 있다.   ① ② ③ ④ ⑤

36. 우리 병원의 직원들은 "나부터"라는 의식을 가지고 있다.   ① ② ③ ④ ⑤

37. 우리 병원은 사람이 경쟁력의 핵심임이 강조되며, 직원들이 갖고 있는 가치를 높이 평가하는 조직이다.   ① ② ③ ④ ⑤

귀하께서 최근 3개월 이내에 타 부서로부터 경험하신 내용을 바탕으로 해당 번호(①~⑤)에 표시("∨")하여 주시기 바랍니다.

전혀 아니다 ①	아니다 ②	보통이다 ③	그렇다 ④	매우 그렇다 ⑤

38. 타 부서가 설정한 목표가 우리부서의 뜻이나 욕구에 어긋나 불만을 느꼈다. ① ② ③ ④ ⑤

39. 타 부서의 목표달성이 더 중요하다하여 우리 부서의 목표를 희생시켰다. ① ② ③ ④ ⑤

40. 타 부서에 비해 자금이나 인력 또는 기타 자원이 불공정하게 배분되어 불만을 느꼈다. ① ② ③ ④ ⑤

41. 타 부서보다 과중한 업무량을 가지고 있어 불만을 느꼈다. ① ② ③ ④ ⑤

42. 타 부서와 문제가 발생하였을 때 이를 병원당국이 공정하게 처리하지 않았다. ① ② ③ ④ ⑤

43. 타 부서의 행동방식, 사고방식 등의 차이로 인하여 불만을 느꼈다. ① ② ③ ④ ⑤

44. 타 부서에 비하여 자율적 권한이 적어 불만을 느꼈다. ① ② ③ ④ ⑤

45. 업무에 있어 타 부서의 언행이나 태도 때문에 불쾌감을 느꼈다. ① ② ③ ④ ⑤

46. 타 부서에 요구한 일에 대하여 타 부서가 응하지 않거나, 일방적으로 일을 처리하였다. ① ② ③ ④ ⑤

47. 내 고유 업무처리 과정에서 타 부서의 간섭이나 강요를 받고 있다. ① ② ③ ④ ⑤

48. 업무수행과정에서 타 부서와 역할이 중복되거나 모호한 부분에 있어 마찰을 경험하였다. ① ② ③ ④ ⑤

49. 동일한 상황에 대하여 타 부서로부터 상충되는 요구를 받은 경우가 있었다. ① ② ③ ④ ⑤

귀하께서 최근 3개월 이내에 상사 혹은 부하직원으로부터 경험하신 내용을 바탕으로 해당번호(①~⑤)에 표시("∨")하여 주시기 바랍니다.

전혀 아니다 ①	아니다 ②	보통이다 ③	그렇다 ④	매우 그렇다 ⑤

50. 상사의 일방적인 명령에 불만을 느꼈다.　① ② ③ ④ ⑤

51. 상사의 지나친 권위의식에 불쾌감을 느꼈다.　① ② ③ ④ ⑤

52. 상사가 공사(公私)를 혼동하여 업무지시를 하였다.　① ② ③ ④ ⑤

53. 상사가 업무에 지나친 간섭을 하였다.　① ② ③ ④ ⑤

54. 상사로부터 차별대우를 받았다.　① ② ③ ④ ⑤

55. 상사로부터 인격적인 모독감을 느꼈다.　① ② ③ ④ ⑤

56. 상사가 업무에 비협조적이었으며 이기적인 행위를 하였다.　① ② ③ ④ ⑤

57. 상사가 책임의식이 부족하였다.　① ② ③ ④ ⑤

58. 부하직원의 억지 주장에 불쾌감을 느꼈다.　① ② ③ ④ ⑤

59. 부하직원이 공사(公私)를 혼동하여 업무를 수행하였다.　① ② ③ ④ ⑤

60. 부하직원이 이기적인 행위를 하여 협동심을 파괴하였다.　① ② ③ ④ ⑤

61. 부하직원이 직무상의 책임을 다하지 않았다.　① ② ③ ④ ⑤

114

다음의 설문을 읽으신 후, 귀하의 개인적인 생각을 해당 번호(①~⑤)에 표시("∨")하여 주시기 바랍니다.

전혀 아니다 ①	아니다 ②	보통이다 ③	그렇다 ④	매우 그렇다 ⑤

62. 나는 병원의 발전을 위해 다른 사람들보다 더 많은 노력을 기울인다고 생각한다. ① ② ③ ④ ⑤

63. 나는 친구들에게 우리 병원이 근무하기 좋은 직장이라고 말하고 있다. ① ② ③ ④ ⑤

64. 나는 우리 병원에 대해 충성심을 느끼고 있다. ① ② ③ ④ ⑤

65. 우리 병원에서 계속 근무하기 위해 어떤 업무가 주어지더라도 수행할 것이다. ① ② ③ ④ ⑤

66. 나는 업무가 비슷한 경우 다른 병원에서 일하는 것보다 우리 병원에서 일하는 편이 낫다고 생각한다. ① ② ③ ④ ⑤

67. 나는 우리 병원에서는 내가 최선을 다해 업무를 수행하도록 격려해 준다고 생각한다. ① ② ③ ④ ⑤

68. 나는 현재의 상황이 바뀌어도 이 병원을 떠나지 않을 것이다. ① ② ③ ④ ⑤

69. 나는 내가 입사할 때 다른 병원이 아닌 이 병원을 선택한 것을 무척 잘했다고 생각한다. ① ② ③ ④ ⑤

70. 나는 우리 병원에 계속 있으면 나에게 이득이 있다고 생각한다. ① ② ③ ④ ⑤

71. 나는 직원들에 관한 중요한 문제를 다루는 병원의 정책에 대해 동의한다. ① ② ③ ④ ⑤

72. 나는 우리 병원의 장래에 대해 깊은 관심을 가지고 있다. ① ② ③ ④ ⑤

73. 나는 우리 병원이 내가 일할 수 있는 직장 중에서 가장 좋은 곳이라 생각한다. ① ② ③ ④ ⑤

다음은 개인적 특성에 관련된 사항들로서 통계처리를 위한 내용입니다. 해당 사항에 표시("V")하시거나 내용을 적어 주시기 바랍니다.

구분	내용
연령	(만) 세
성별	남 여
최종학력	고졸, 전문대졸, 대졸, 대학원졸 이상
결혼상태	미혼 기혼 기타(별거, 이혼, 사별)
직 종	☐ 의사직 ☐ 간호직 ☐ 사무직 ☐ 의료기술직 (임상병리사, 방사선사, 물리치료사, 작업치료사, 치과위생사, 치과기공사)
직 위	☐ 부장급 이상 ☐ 과장급 ☐ 계장급 ☐ 주임급 ☐ 일반 평직원
현 병원 근무년월수	_____년_____월
병원계 총근무년월수	_____년_____월
지난 1년간 병원주도의 교육훈련 참여시간	☐ 없음 ☐ 8시간 미만 ☐ 8~16시간 미만 ☐ 16~24시간 미만 ☐ 24~32시간 미만 ☐ 32~40시간 미만 ☐ 40~48시간 미만 ☐ 48~56시간 미만 ☐ 56~64시간 미만 ☐ 64~72시간 미만 ☐ 72~80시간 미만 ☐ 80시간 이상

♣ 끝까지 응답해 주셔서 감사합니다 ♣

· 저자 ·

김영훈　　· 약　력 ·
　　　　　연세대학교 보건대학원 병원행정전공 졸업(보건학 석사)
　　　　　연세대학교 대학원 보건학과 졸업(보건학 박사)
　　　　　서울보건대학 병원경영과 교수, 학과장, 병원경영연구소장 엮임
　　　　　을지중앙의료원 기획부장, 본부장 엮임
　　　　　을지의과대학교 병원경영학과 학과장, 기획관리처장 엮임
　　　　　현　을지의과대학교 병원경영학과 교수, 보건의료산업연구소장,
　　　　　　　을지대학병원 행정부원장

· 주요논저 ·
　　　「재원일별 진료비 변화와 재원일수 단축위 의료수입 증대효과 분석」
　　　「경인지역 종합병원의 수익성 관련요인 분석」
　　　「Telecar system의 경제성 평가에 관한 연구」
　　　「지방 중소병원 지원육성을 위한 입법전략 연구」
　　　「병원조직관리에 관한 연구」
　　　「병원종사자의 조직갈등 및 조직몰입에 영향을 미치는 요인에 관한 연구」
　　　「병원 전자구매조달시스템의 경제성분석」
　　　「의무기록사의 직무만족도 및 조직몰입도」
　　　「병원특성별 이직요인과 경영효율 저해요인에 대한 연구」
　　　「노인병원과 종합병원의 선택요인 및 환자만족도 분석」
　　　『병원인사관리』
　　　『원무관리』
　　　『보건행정학강의』
　　　『응급의료정책과 응급의료에 관한 법률』
　　　『병원경영학』
　　　『병원경영사·의료보험사 특강』
　　　『새로운 체계의 보건의료관계법규』
　　　『병원경영』
　　　『양재모의 보건학』
　　　『의학개론』
　　　외 다수

병원종사자의 조직구조 및 조직문화 인식과 조직갈등 경험, 조직몰입간의 관계

• 초판 인쇄	2006년 7월 20일
• 초판 발행	2006년 7월 20일
• 지 은 이	김영훈
• 펴 낸 이	채종준
• 펴 낸 곳	한국학술정보㈜
	경기도 파주시 교하읍 문발리 526-2
	파주출판문화정보산업단지
	전화 031) 908-3181(대표) · 팩스 031) 908-3189
	홈페이지 http://www.kstudy.com
	e-mail(e-Book사업부) ebook@kstudy.com
• 등 록	제일산-115호(2000. 6. 19)
• 가 격	18,000원

ISBN   89-534-5404-2 93510 (Paper Book)
       89-534-5405-0 98510 (e-Book)